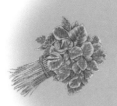
秋分
阴平阳秘宜平缓

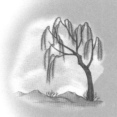
春分
平心静气养肝脏

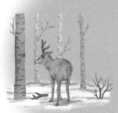
冬至
气始冬至调平衡

夏至
腠理开泄寒邪侵

U0389404

血压健康管理手册

史明忠　郑　鹏 ◎主编

吉林科学技术出版社

图书在版编目（CIP）数据

血压健康管理手册 / 史明忠，郑鹏主编. -- 长春：
吉林科学技术出版社，2022.3
ISBN 978-7-5578-7903-7

Ⅰ. ①血… Ⅱ. ①史… ②郑… Ⅲ. ①高血压－防治
－手册 Ⅳ. ①R544.1-62

中国版本图书馆CIP数据核字(2020)第225554号

血压健康管理手册
XUEYA JIANKANG GUANLI SHOUCE

主　　编	史明忠　郑　鹏	
副 主 编	陈　垚　孟令仪　周博宇	
出 版 人	宛　霞	
责任编辑	孟　盟　朱　萌	
装帧设计	长春美印图文设计有限公司	
制　　版	长春美印图文设计有限公司	
幅面尺寸	167 mm×235 mm	
开　　本	16	
字　　数	200千字	
印　　张	12.5	
页　　数	200	
印　　数	1-7 000册	
版　　次	2022年3月第1版	
印　　次	2022年3月第1次印刷	

出　　版　吉林科学技术出版社
发　　行　吉林科学技术出版社
地　　址　长春市福祉大路5788号
邮　　编　130118
发行部电话/传真　0431-81629529　81629530　81629531
　　　　　　　　　　　　　81629532　81629533　81629534
储运部电话　0431-86059116
编辑部电话　0431-81629518
印　　刷　吉广控股有限公司

书　　号　ISBN 978-7-5578-7903-7
定　　价　45.00元

前言
FOREWORD

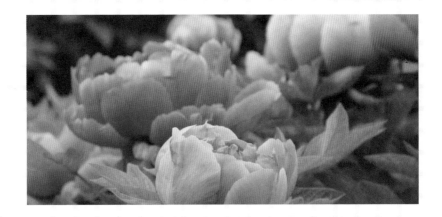

　　血压是指血液对血管壁的侧压力，分为舒张压和收缩压。高血压是指以体循环动脉血压增高为主要特征，可伴有心、脑、肾等器官的功能或器质性损害的临床综合征。高血压是我国重要的慢性疾病之一，严重威胁我国居民的健康。据统计显示，我国18岁及以上居民高血压患病率为25.2%，并呈现上升趋势。

　　一年分春夏秋冬四季，四季中有二十四节气周而复始。每个节气的到来，都预示着气候的变化，同时也暗示着物象的更新交替。二十四节气所反映的物候特征说明了自然界的一切生活都与节气密切相关。人是自然界的一部分，人体的五脏六腑、四肢百骸、五官九窍、筋骨皮肉等组织的功能活动无不受节气变化的影响。因此，古往今来的养生家们都十分注重节气养生，并把天人合一的养生观作为不违天时、顺道而行的重要法则。司马迁在《史记·太史公自序》中说："夫春生夏长，秋收冬藏，此天道之大经也。弗顺则无以为天下纲纪。"《黄帝内经》中也说："故阴阳四时者，万物之始终也，死生之本也，逆之则灾害生，从之则苛疾不起，是谓得道。"因此人们无论养生还是治病都要遵循天人合一的传统养生理念，顺从四时阴阳节气的变化，懂得如何来适应气候的变化，有效地保养身体，防御疾病的侵害。

本书以一年之中的二十四节气为主线，详细介绍了每个节气的气候特点和变化规律，以及高血压病患者在这个节气里如何顺应时令变化，进行起居、运动、情志养生。另外，本书还有各个节气的饮食调理和适合该节气食用的药膳，中间穿插针对高血压病的疾病认知、中医视角和穴位调治等内容，用来指导高血压病患者进行自我健康教育、养生保健和食疗。

本书集科学性、实用性于一体，图文并茂，通俗易懂，都是高血压病患者在日常治病和健康保养过程中应该了解的医学常识，对于指导患者在一年中不同节气的饮食、运动、起居与情绪调节有一定的意义。

由于我们的水平有限，若书中存在错误和不足之处，敬请读者批评指正。

目 录
CONTENTS

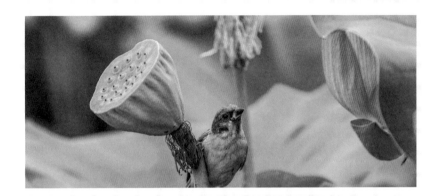

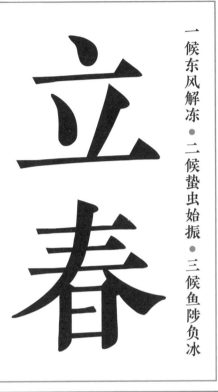

立春

一候东风解冻 · 二候蛰虫始振 · 三候鱼陟负冰

东风解冻 东风代指春风，春天来了，气温逐渐回升，春风吹过，冰雪消融的大地开始变暖。

蛰虫始振 蛰指动物冬眠，藏起来不吃不动，振有抖动、摇动的意思。立春5日后，藏在洞中冬眠的虫类开始摇动，慢慢苏醒，迎接春天的到来。

鱼陟负冰 陟有上升的意思，负是背负、背着。立春后10日，河里的冰开始融化，水面温度升高，鱼从水底向水面游动，此时水面还有没完全融化的碎冰块，像被鱼背着一样漂浮在水面。

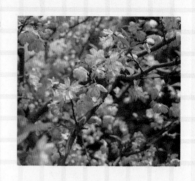

【节气概述】

立春，民间称之为"打春"。位于二十四节气之首。"立"表示开始的意思，所以立春表示春天的开始，也是万物生发的季节。立春的时间为每年公历2月3日或4日。随着立春的到来，白天开始逐渐变长，夜晚开始逐渐变短，天气稍显暖意，降水也会随之增多。立春节气人们能够明显感觉到气候变化。

【节气养生】

立春养生要遵循养阳防风的原则，保护体内的阳气。春季与肝相应，肝是人体的五脏之一，具有调节气血、吸收营养、调畅情志、疏理气机的功能。立春养肝得法，将会给整年带来安康。所以，春季必须重视肝脏的养护。中医认为高血压的发病与肝气、肝阳的升发有密切联系，春天有肝阳上亢的人易出现头痛、眩晕等症状，因此，应及时检测血压，在医生指导下服用降压药。

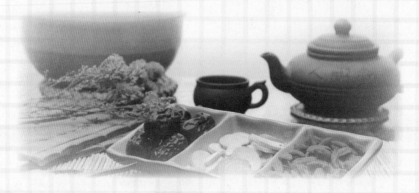

什么是血压

血压是指血液在血管内流动时，对血管壁产生的单位面积的侧压力。血压按照血管不同进行分类，可分为动脉血压、毛细血管压和静脉血压。而我们通常所说的血压是指动脉血压。

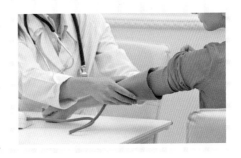

在我们测量血压的时候一般都有一大一小两个数值，这是因为心脏总是在一张一缩，有规律地跳动。当心脏收缩时，向血管放射出血液，这时血液对血管的压力最大，被称为"收缩压"，也称"高压"；心脏舒张时，血液回流，这时血液对血管的压力小，被称为"舒张压"，也称为"低压"。例如，检查结果显示你的血压是"120/80毫米汞柱（mmHg）"，那么120毫米汞柱指的就是收缩压，80毫米汞柱指的就是舒张压。

★注：1毫米汞柱≈0.133千帕

中医中的"高血压"

"高血压"为西医病名。中医认为，高血压病属"头痛""眩晕"等范畴，多为外邪侵袭、肝风内动、气血冲逆、脑髓不足所致。《黄帝内经》认为眩晕一类

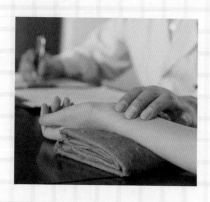

病症，其病位在于巅顶（头顶），病因以"风""虚"为主，风邪者，既有外风，又有内风，虚者则以"髓海不足"为主。其发病与五脏相关，但主要责之于肝肾。

针灸疗法治疗高血压的适应证

针灸疗法可有效控制血压、预防高血压。首先，针对35～45岁具有患高血压病潜在风险的人，如长期精神紧张、缺乏体力劳动、性

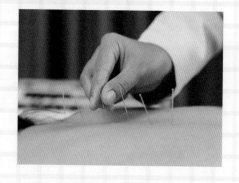

情急躁、有高血压家族史、体质肥胖、饮食中盐含量过多、大量吸烟者，均可采用针灸的方法预防。其次，对于轻度高血压，症状较轻、病情比较稳定的患者，或者体弱多病不宜服用降压药或久服降压药产生耐药性的患者，通过针灸治疗可疏通经络、调节气血、平衡阴阳，有效控制高血压引起的心脑血管并发症。最后，针灸疗法对患者的头痛、眩晕、失眠等自觉症状有较好的治疗效果，能有效提高高血压患者的生活质量。

【应时而食】

春季宜食用一些具有柔肝养肝、疏肝理气功能的食物，如大枣、豆豉、葱、香菜、花生等。饮食不要过于油腻或过于清淡，总的原则是营养多样化。具体来说，适量地食用一些肉类

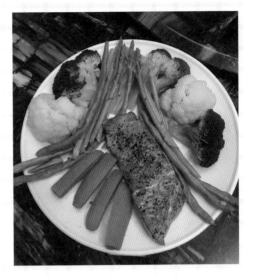

食物温补，同时多吃一些蔬菜。肉类中鱼肉是不错的选择，蔬菜则首推萝卜和白菜。如果有血压升高现象，应平时注意饮食清淡，控制高胆固醇、高脂肪食物的摄入量，戒掉烟酒。

【药膳厨房】

芹菜炒香干

原料：芹菜300克，香干3块，盐5克，白糖5克，植物油适量。

做法：将清洗干净的芹菜切成等长的段，香干切成丝。热锅入植物油，待油微热时倒入香干炒出香味，然后倒入芹菜，翻炒几下之后，加入盐和糖，搅拌均匀，大火翻炒至熟出锅即可食用。

功效：清热祛火，益气降压。

收缩压的测量结果

记录周期	收缩压（mmHg）				
1					
2					
3					
4					
5					
6					
7					
8					
9					
10					
11					
12					
13					
14					
15					

注：人体收缩压正常值范围为90～139mmHg

请记录
舒张压的测量结果

记录周期	舒张压（mmHg）				
1					
2					
3					
4					
5					
6					
7					
8					
9					
10					
11					
12					
13					
14					
15					

注：人体舒张压正常值范围为60～89mmHg

请记录
身体各项指标的测量结果

单位/指标	记录周期														
	1	2	3	4	5	6	7	8	9	10	11	12	13	14	15
请填写 **体 重 记 录**															
千克															
请填写 **BMI计算结果**															
数值															
请勾选 **饮 食 记 录**															
过饱															
正常															
不足															
请勾选 **运 动 记 录**															
过量															
正常															
不足															
请勾选 **情 绪 记 录**															
开心															
正常															
忧伤															

注：BMI是体重的指数。BMI=体重（kg）/身高^2（m^2），成年人BMI的正常值在18.5~23.9之间，BMI<18.5是偏瘦，24≤BMI<28是偏胖，28≤BMI≤32是肥胖，BMI>32是过度肥胖。

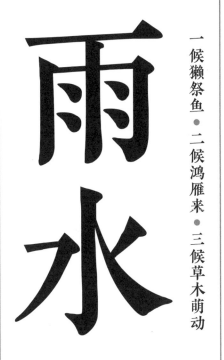

雨水

一候獭祭鱼 · 二候鸿雁来 · 三候草木萌动

獭祭鱼 春天到了，小动物们开始外出活动。其中，可爱的水獭喜欢吃鱼。水獭抓到鱼之后，会整齐地摆放在岸上，等到抓够数量才开始食用。岸上的鱼很像人们在祭祀时摆放的祭品，这才有了獭祭鱼这个物候。

鸿雁来 雨水5天过后，因北方天气寒冷飞到温暖南方的大雁开始从南方飞往北方，候鸟是随着天地阴阳之气的流转而往来，以适应气候。

草木萌动 再过5天，天地间阴阳交泰，出现生机，草木萌动，伴随着春雨，小草悄悄钻出地面，树木渐渐长出嫩芽，放眼望去，满眼都是绿油油的，一片春意盎然。

雨水是二十四节气中的第二个节气，在每年的2月18或19日。此时，气温回升，冰雪融化，雨水节气也预示着降雨的开始和

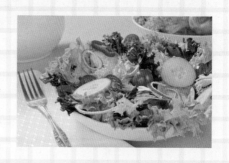

雨量的增多。在雨水的滋润下，草木开始萌生，长出嫩芽，大地开始呈现一派欣欣向荣的景象。

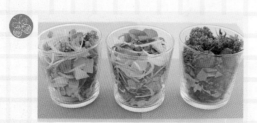

春季肝的功能比较活跃，肝属木，肝气旺盛则会克制脾土，使脾胃功能减弱。另外，雨水节气之后降雨增多，湿气加重，湿邪容易困扰脾胃，降低脾胃功能，引起消化不良、食欲不振等症状。因此，雨水节气一定要注意调养脾胃，防寒祛湿。

血压的生理作用

血压的生理作用主要是供应人体各器官组织一定的血流量，使各器官组织得到所需要的氧气和各种营养物质，并排出代谢的废物，以保持机体正常的生理功能。像水由高处向低处流一样，血液也是由压力高的地方往压力低的地方流。所以动脉血压必须维持一定的压力，并且和静脉血压之间有足够的压力差，才能保证器官组织有足够的血流，使机体维持正常的生理状态，否则就会

诱发疾病，甚至致人死亡。

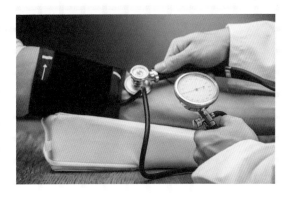

血压的另一个生理功能是协助机体调节器官血管的血流量。在各种不同的生理情况下，机体可以通过调节各器官的阻力血管的口径，改变其血流阻力，从而调节各器官的血流量，使心脏射出的血液在各器官之间的分配能适应当时情况下整个机体的需要。

【中医视角】

 高血压的中医病因

1. 情志失调：长期持久的情志刺激，可使人体气机紊乱，脏腑阴阳失衡，气血失调，导致高血压病。情志刺激对脏腑功能的影响从高血压的发病来说，以肝、心、脾功能失调最为多见。在情志失调中，又以"怒则气上"所致的高血压最为常见。

2. 饮食不节：饥饱失常，过饥则摄食不足，气血生化之源缺乏，久之则气虚血少；过饱则食物摄入过量，或过食肥甘厚味，过度饮酒，均可损伤脾胃，聚湿生痰，郁而化热，上扰清窍，则出现头晕头痛、血压升高。嗜食咸味，可使血液凝滞，耗伤肾阴，肝失所养，肝阳上亢，引起血压升高。

3. 劳逸过度：包括过度劳累和过度安逸，都是引起人体阴阳气血失调的重要因素，也是导致高血压发病的原因之一。

4. 禀赋与体质因素：先天肾阴不足，阴阳失衡易产生阴虚阳亢的病理变化，高血压表现为肝阳上亢或肝风上扰证；先天肾阳不足，阴阳失衡易产生阳虚阴盛、水湿停滞的病理变化，高血压表现为痰浊中阻、阳气虚衰等证。

【中医调治】

高血压取穴规律

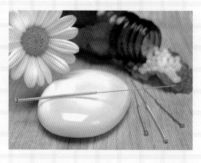

高血压取穴应选取手阳明大肠经、足阳明胃经、足厥阴肝经、足少阳胆经、足太阴脾经、足少阴肾经和手厥阴心包经腧穴。常用的有大肠经的曲池和合谷、胃经的足三里和丰隆、肝经的太冲、胆经的风池、脾经的三阴交、肾经的太溪和心包经的内关。

取大肠经和胃经腧穴是因为二者属阳明经，多气多血，可清泻有余之气血；取肝经、胆经是因为高血压多由肝阳上亢所致，故取肝经及与之相表里的胆经；高血压患者以中老年人居多，多见气血亏虚、肾精不足、髓海空虚之证，故取脾经以补气益血，取肾经补肾充髓；高血压多伴烦躁不安，取心包经以镇静安神。

【应时而食】

雨水节气过后，降水逐渐增多，此时的饮食要做到有规律，定时定量，寒温适度，以调养脾胃为主，少吃酸味的食物，多食甜味的食物，以养脾脏之气。

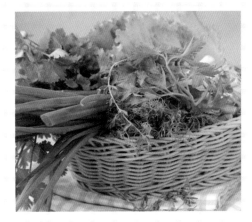

春季阳气升发较快，易引起气虚体乏，可根据自身寒热调整饮食状况，体寒的人宜吃温性食物，不要吃凉性食物，温性食物有南瓜、茴香、香菜、羊肉、鸡肉、姜、蒜等。

【药膳厨房】

南瓜焖饭

原料：大米150克，南瓜200克，奶油1匙，鸡汤4碗，洋葱丁、盐、胡椒粉各适量，豆蔻粉1小匙。

做法：将大米淘洗干净；南瓜洗净，去皮和籽，切丁；奶油放入平底锅加热至融化，加洋葱丁炒至金黄色。再将南瓜炒软至出水，加入洋葱丁、大米、鸡汤，煮20分钟至米粒变软熟烂，加入盐、胡椒粉调味，盛入碗中撒上豆蔻粉即可。

功效：补中益气，降糖降压。

请记录
收缩压的测量结果

记录周期	收缩压（mmHg）				
1					
2					
3					
4					
5					
6					
7					
8					
9					
10					
11					
12					
13					
14					
15					

注：人体收缩压正常值范围为90～139mmHg

请记录
舒张压的测量结果

记录周期	舒张压（mmHg）				
1					
2					
3					
4					
5					
6					
7					
8					
9					
10					
11					
12					
13					
14					
15					

注：人体舒张压正常值范围为60～89mmHg

请记录
身体各项指标的测量结果

单位/指标	记录周期														
	1	2	3	4	5	6	7	8	9	10	11	12	13	14	15
请填写 **体 重 记 录**															
千克															
请填写 **BMI计算结果**															
数值															
请勾选 **饮 食 记 录**															
过饱															
正常															
不足															
请勾选 **运 动 记 录**															
过量															
正常															
不足															
请勾选 **情 绪 记 录**															
开心															
正常															
忧伤															

注：BMI是体重的指数。BMI=体重（kg）/身高^2（m^2），成年人BMI的正常值在18.5～23.9之间，BMI<18.5是偏瘦，24≤BMI<28是偏胖，28≤BMI≤32是肥胖，BMI>32是过度肥胖。

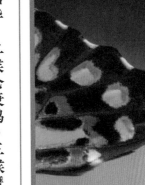

惊蛰

一候桃始华 ● 二候仓庚鸣 ● 三候鹰化为鸠

桃始华 桃，果实名，多年生木本植物，粉红色花。"华"通"花"，在这里是开花的意思。惊蛰之后5天，粉红色的桃花开放。

仓庚鸣 仓庚即黄鹂，通体黄色，带有黑色花纹的鸟，叫声欢快明亮，被称为"小小歌唱家"。惊蛰时节，黄鹂感受到春天的气息，在树枝上跳来跳去，尽情歌唱。

鹰化为鸠 鹰，鹞鹰属，泛指猛禽；鸠即布谷，一种灰色的鸟类，大小与鸽子相仿。古人认为鸟类感知季节变化，春天鹰化为鸠，而秋天鸠化为鹰。

惊蛰，古称"启蛰"，是二十四节气中的第三个节气，惊蛰的时间在每年公历3月5日或6日。惊蛰也是一个反映气候变化的节气，此

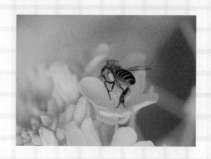

时气温转暖，春回大地，雷声隆隆，万物复苏，中国大部分地区进入春耕季节。

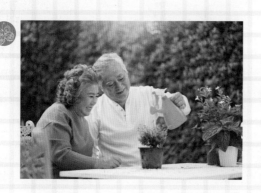

惊蛰节气的养生要遵循自然规律，根据自身体质的差异对精神、起居、饮食等方面进行调理。由于先天禀赋的不同和后天多种因素的影响，人们在生长发育过程中形成的生理和心理特征不同，所以养生要因人而异。惊蛰时天气变幻无常，很容易让人情绪波动，心神不安，特别是高血压患者更为不利，因此应稳定情绪，保持畅快的心情。

什么是高血压

通常所称的"高血压"，是指以人体体循环动脉血压升高，超过了"正常血压范围"为主要临床表现的一种临床综合征。它既可以是心血管系统的一种慢性多发病，

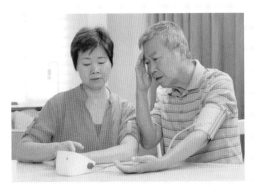

也可以是某些疾病的常见症状。高血压不仅是一个独立的疾病，也是脑卒中、冠心病、肾功能衰竭和眼底病变的重要危险

因素，高血压患者还常常伴有糖尿病等慢性疾病。

【中医视角】

 高血压的辨证要点

对高血压的中医辨证分型，由于医生的临床经验和理解存在着一定的差异，因此目前尚无统一的标准可供遵循。另一方面，

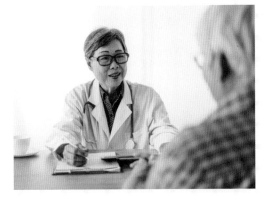

作为患病主体的病人的情况是千变万化的，不同的病人会出现不同的证候变化，而中医的辨证不仅要注意病变本身的发生发展规律，又要时刻考虑病人的具体情况。

高血压病是阴阳脏腑气血失调为其病变之"本"，风、火、痰、瘀等病理因素为其病变之"标"，"本虚标实"即为其病理特点。抓住这个主要矛盾，就等于抓住了高血压病辨证的主线，其他问题也就迎刃而解了。

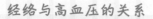

经络与高血压的关系

督脉、肾经、膀胱经在循行分布及生理功能上与脑、脊髓、肾均密切相关。督脉总督诸阳，为阳脉之海，可沟通阴阳，统摄诸经。在诊察中发现督脉的异常反应主要在头顶部，多表现为疼痛，与高血压病主要临床表现多为头部的症状，如头晕、头痛、耳鸣等相符。肾主藏精，生髓，通于脑。膀胱与肾经络互为络属，构成表里对应关系。脑为髓海，《灵枢·海论》说："髓海不足，则脑转耳鸣，胫酸眩冒，目无所见，懈怠安卧。"可见，高血压病与督脉、肾经、膀胱经有很大的相关性。

人体内气血的生成运行与肺、脾的生理功能均密切相关。高血压病是一种以体循环动脉血压升高为主要特征的全身性疾病，会影响到人体气血、经络、脏腑的生理功能。因此，高血压病与手太阴肺经、足太阴脾经也有很大的相关性。

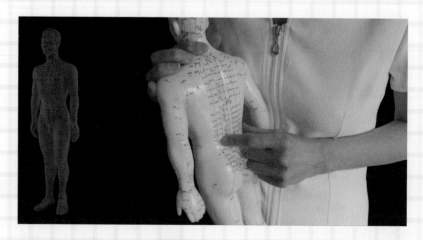

【应时而食】

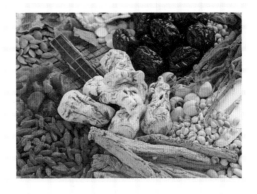

由于惊蛰后的天气明显变暖，各种动物开始活动，微生物（包括能引起疾病的细菌、病毒）也开始生长繁殖。顺应自然界的这一变化，我们在饮食方面应做出相应调整。惊蛰节气的饮食原则是育阴潜阳，可以适当选用一些补品，以提高人体的免疫功能。

进入惊蛰节气，进补时应该多吃些甘味食物，少吃些酸味食物，因为甘味食物有补益脾胃的作用。在甘味食物中，山药和大枣是必选的佳品。

【药膳厨房】

木耳炒山药

原料：山药300克，木耳10克，彩椒、蒜片、植物油各少许，盐适量。

做法：木耳泡发，撕成小朵，山药削去外皮，冲洗干净后切成片；彩椒洗净切片。锅烧热倒入植物油，加入蒜片爆香后，加入山药片翻炒，炒时可加少量清水，2分钟后加入木耳，继续翻炒，倒入彩椒片，调入盐，继续翻炒几下即可。

功效：补中益气、健脾稳压。

收缩压的测量结果

记录周期	收缩压（mmHg）					
1						
2						
3						
4						
5						
6						
7						
8						
9						
10						
11						
12						
13						
14						
15						

注：人体收缩压正常值范围为90～139mmHg

舒张压的测量结果

记录周期	舒张压（mmHg）				
1					
2					
3					
4					
5					
6					
7					
8					
9					
10					
11					
12					
13					
14					
15					

注：人体舒张压正常值范围为60~89mmHg

请记录
身体各项指标的测量结果

单位/指标	记录周期														
	1	2	3	4	5	6	7	8	9	10	11	12	13	14	15
请填写　体 重 记 录															
千克															
请填写　BMI计算结果															
数值															
请勾选　饮 食 记 录															
过饱															
正常															
不足															
请勾选　运 动 记 录															
过量															
正常															
不足															
请勾选　情 绪 记 录															
开心															
正常															
忧伤															

注：BMI是体重的指数。BMI=体重（kg）/身高^2（m^2），成年人BMI的正常值在18.5～23.9之间，BMI<18.5是偏瘦，24≤BMI<28是偏胖，28≤BMI≤32是肥胖，BMI>32是过度肥胖。

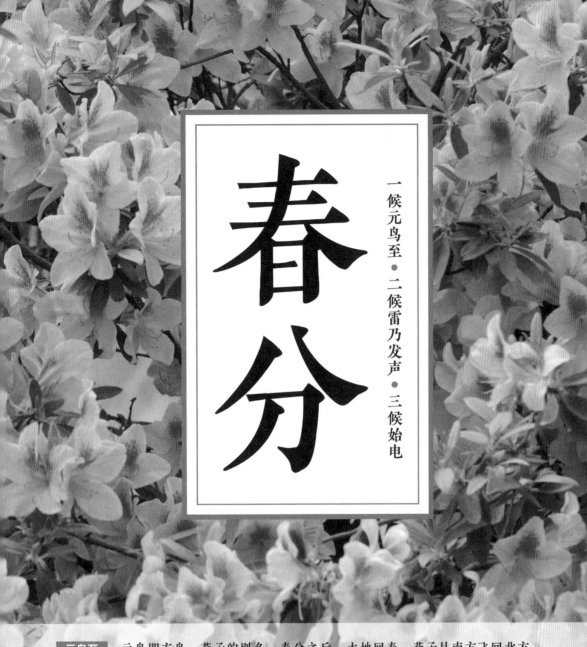

春分

一候元鸟至 ● 二候雷乃发声 ● 三候始电

元鸟至	元鸟即玄鸟，燕子的别名。春分之后，大地回春，燕子从南方飞回北方。穿花衣的小燕子衔着泥巴，忙着为自己筑巢。
雷乃发声	古人认为雷声是阳气的声音，春分时节阳气增长但还不足以冲破阴气，所以只能听到阵阵雷声。
始电	闪电是阳气的光芒，阳气微弱时看不见光芒，阳气旺盛时虽受到阴气抑制，但仍然会发出闪电，寓意春分后阳气逐渐增多。事实上，雷电是一体的，只能听见雷声或只能看见闪电，是由于闪电或雷声距离我们较远或能量较微弱，没有被观察到或听到。

春分是春季九十天的中分点，二十四节气中的第四个节气，春分的时间在每年公历的3月20日或21日。春分时，太阳直射地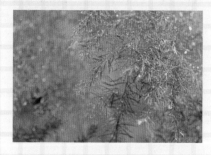球赤道，南北半球昼夜等长，季节相反。春分过后，雨水渐多，气温升高，气候变暖。

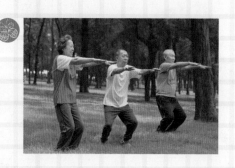

春分后，阳气上升，人体的血液循环加快，加之气温经常骤变，容易导致人体阴阳平衡失调。另外，春分后雨水增多，湿度大，体弱者易生病，旧病也容易复发，如高血压、心脏病、眩晕、失眠等。春分养生应顺应节气，调整阴阳，以平为期，宜多参加户外运动，不可过早减衣，预防流感，避免情绪波动，晚上可用热水泡脚。

高血压怎么分类

按病因分为两类：原发性高血压，占高血压病人总数的90%以上，发病原因不明；继发性高血压，即由其他疾病引起的高血压，最常见的是由内分泌疾病和肾脏疾病引起的，某些药物也可以升高血压，如激素类药、避孕药等。

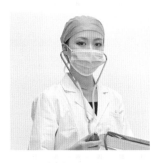

按病程的变化情况分为两类：缓进型高血压，早期多无症状，进展缓慢，病程长，呈良性过程；急进型高血压，是高血压患者并发的一种极其危急的病症，常在不良诱因影响下，血压骤然升为200/120毫米汞柱以上，出现心、脑、肾等重要脏器的急性损害。

【中医视角】

 历代医家论述高血压的中医治法

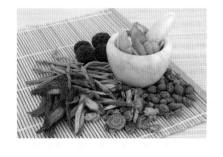

中医无高血压病名，可参照眩晕论治。如明代医学家张三锡的《医学六要·头眩》将眩晕分湿痰、痰火、风痰、阴虚、阳虚、气虚、血虚、风热等证候立方。清代李用粹的《证治汇补》亦将眩晕分湿痰、肝火、肾虚、血虚、脾虚、气郁、阴虚、阳虚等几类进行论治。清代医家程国彭，除总结了肝火、湿痰、气虚、肾水不足、命门火衰等眩晕的治疗大法外，还着重介绍了以重剂人参、附子、黄芪治疗虚证眩晕的经验。叶天士《临证指南医案·眩晕门》华岫云按，认为眩晕的治法有"治胆、治胃、治肝之分""火盛者先用羚羊角、山栀、连翘、花粉、玄参、鲜生地、丹皮、桑叶，以清泄上焦窍络之热，此先从胆治也；痰多者必理阳明，消痰如竹沥、姜汁、菖蒲、橘红、二陈汤之类；中虚则兼用人参，外台茯苓饮是也；下虚者必从肝治，补肾滋肝，育阴潜阳，镇摄之治是也"。

降压针刺处方

针刺时，患者取适当的体位，局部常规消毒后，根据中医辨证选用泻法或补法，针刺得气后，留针20~30分钟，留针期间行针2~3次，通

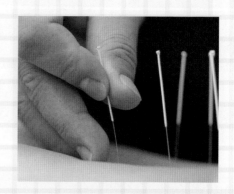

常每日或隔日治疗1次，15次为1个疗程。

1. 针刺百会、风池、曲池、阳陵泉、太冲、行间，用提插捻转泻法。适用于肝阳上亢型高血压病。

2. 针刺风池、肾俞、太溪、三阴交、太冲，用补法。适用于肝肾阴虚型高血压病。

3. 针刺风池、曲池、足三里、三阴交、太溪、太冲。用补法，适用于阴阳两虚型高血压病。

4. 针刺百会、曲池、风池、丰隆、内关、足三里、解溪、太冲，用提插捻转泻法。适用于痰浊上扰型高血压病。

5. 针刺曲池、内关、郄门、阴郄、足三里、三阴交、行间，用泻法或平补平泻法。适用于瘀血阻络型高血压病。

【应时而食】

春分饮食不宜偏热或偏寒，重在阴阳平衡。在烹调鱼、虾、蟹等寒性食物时，需加一些葱、姜、酒、醋类的温性调料，防

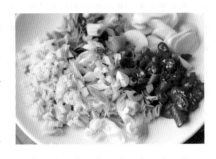

止食物性寒偏凉而损伤脾胃。在食用韭菜、大蒜、木瓜等阳性食物时，通常配以鸡蛋之类的滋阴之品，达到平衡阴阳的目的。春季气候比较干燥，宜多喝水。饮茶不仅可以消除干燥，还可以调理身体。菊花茶、薄荷茶、金银花茶、罗汉果茶有清肝热的功效，是春季养生饮品的首选。

【药膳厨房】

杜仲腰花

原料：杜仲12克，猪腰250克，葱、姜、蒜、盐、白糖、植物油、醋、酱油、绍酒、干淀粉、味精、花椒各适量。

做法：将杜仲放入清水中煎熬，取浓汁50毫升，然后加入盐、白糖、酱油、绍酒、干淀粉、味精搅拌均匀，分成三份。猪腰片去筋膜，切成腰花，浸入一份芡汁内，葱、姜、蒜洗净切段、切片。将植物油放入锅内烧至八成热，放入花椒，再将腰花、葱、姜、蒜炒好加入第二份芡汁，翻炒几分钟，加入最后一份芡汁和醋翻炒均匀，即可食用。

功效：强健筋骨，降低血压。

请记录
收缩压的测量结果

记录周期	收缩压（mmHg）				
1					
2					
3					
4					
5					
6					
7					
8					
9					
10					
11					
12					
13					
14					
15					

注：人体收缩压正常值范围为90～139mmHg

舒张压的测量结果

记录周期	舒张压（mmHg）					
1						
2						
3						
4						
5						
6						
7						
8						
9						
10						
11						
12						
13						
14						
15						

注：人体舒张压正常值范围为60~89mmHg

请记录
身体各项指标的测量结果

单位/指标	记录周期														
	1	2	3	4	5	6	7	8	9	10	11	12	13	14	15
请填写 体 重 记 录															
千克															
请填写 BMI计算结果															
数值															
请勾选 饮 食 记 录															
过饱															
正常															
不足															
请勾选 运 动 记 录															
过量															
正常															
不足															
请勾选 情 绪 记 录															
开心															
正常															
忧伤															

注：BMI是体重的指数。BMI=体重（kg）/身高^2（m^2），成年人BMI的正常值在18.5～23.9之间，BMI<18.5是偏瘦，24≤BMI<28是偏胖，28≤BMI≤32是肥胖，BMI>32是过度肥胖。

清明

一候桐始华 · 二候田鼠化为鴽 · 三候虹始见

桐始华 桐，即梧桐，清明前后，粉白色的梧桐花竞相开放。梧桐花是春天里开放较晚的花，这时春天过去大半，不知不觉已到晚春。桐花在古代诗词中常常出现，寓意高洁不屈的品质，抒发感伤晚春之情怀。

田鼠化为鴽 鴽，古书上指鹌鹑类的小鸟。清明之后，田鼠不喜高温，躲到地下洞穴中生活，而地面上的小鸟多了起来。古人因为观察条件有限，误认为田鼠变成了小鸟。

虹始见 彩虹一般出现在雨过天晴、空气湿润的时候。阳光照射到空气中的水滴，光线被折射和反射，在天空形成的拱形七色彩带，就是彩虹。清明节后，降水丰沛，因此我们可以经常看到彩虹。

【节气概述】

清明是二十四节气中的第五个节气，又叫踏青节，清明时间在每年公历4月4日或5日，取天地清明之意。从立春到清明经历了雨水、惊蛰、春分三个节气，气温逐渐回暖，清气上升。此时，天气多清澈明朗，万物呈现一派欣欣向荣的景象。"清明时节雨纷纷"，这句诗直观地描述了清明时节多雨这一气候特征。

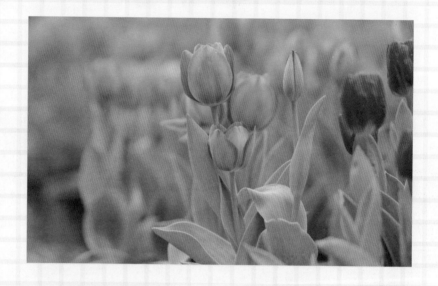

【节气养生】

到了清明前后，气温升高，万物勃发，阳气充足，人体肝脏正处于旺盛的状态，在养生方面以保护肝脏为主，适当调整饮食、起居、运动，这样才能身体康健。清明前后是中风、高血压等疾病的高发期，患有此病的人更加要注意，尽量避免不良情绪的影响，选择动作舒缓、柔和的运动，定时定量饮食，多吃蔬菜和水果，老年高血压患者还要增加钾元素的摄入。

【疾病认知】

 高血测量情况与分级

根据血压测量情况，可将血压水平分为以下级别：

理想血压	收缩压＜120mmHg	舒张压＜80mmHg
正常血压	收缩压120～129mmHg	舒张压80～84mmHg
正常高值	收缩压130～139mmHg	舒张压85～89mmHg
高血压	收缩压≥140mmHg	舒张压≥90mmHg
轻度高血压	收缩压140～159mmHg	舒张压90～99mmHg
中度高血压	收缩压160～179mmHg	舒张压100～109mmHg
重度高血压	收缩压≥180mmHg	舒张压≥110mmHg
单纯收缩期高血压	收缩压≥160mmHg	舒张压＜90mmHg

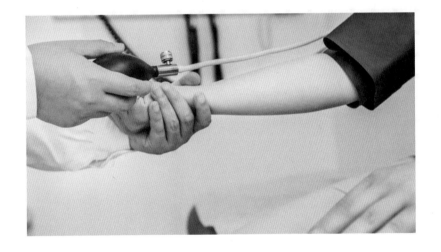

【中医视角】

 高血压的辨证分型

1. 肝阳上亢型：主要表现为血压升高，面红目赤，头胀目眩，心烦易怒，口苦胁痛，夜寐不宁，大便秘结，舌红，苔薄黄，脉弦。

2. 肝肾阴虚型：主要表现为血压升高，头晕眼花，目干而涩，腰膝酸软，耳鸣耳聋，舌红少苔，脉细数。

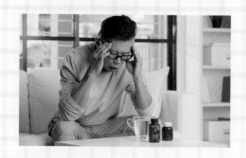

3.痰湿阻滞型：主要表现为血压升高，头重如裹，昏沉欲睡，心烦欲吐，食少脘痞，大便不爽，舌淡胖，苔厚腻，脉弦滑。

4.气血亏虚型：主要表现为血压升高，面色苍白无华，头晕，动则加剧，遇劳则发，心悸少寐，神疲乏力，食少懒言，舌淡，苔薄白，脉细弱。

5.瘀血阻滞型：主要表现为血压升高，头痛如针刺，疼痛部位固定，经常眩晕，健忘，面色发黑，没有光泽，口唇、舌质紫暗，有瘀点或瘀斑，脉细涩。

【中医调治】

防治高血压的灸法

1.艾条温和灸足三里、曲池，每穴灸10～15分钟，每日1次，10次为1个疗程，此法操作简便，病人可自行施灸，并且舒适无痛苦，易于接受，适用于各种证型高血压。

2.艾条温和灸足三里、悬钟。先灸足三里，后灸悬钟，每次1穴（双侧），每穴10～15分钟，每周1～2次，10次为1个疗程，疗程间隔1～2个月，可使血压平稳下降。

【应时而食】

清明时节万物生发，热中偏燥，很容易发生内寒外热、肝气郁滞的情况。此时可多吃柔肝养肺的食物，饮食以清淡为主，多吃蔬菜和水果，如荠菜、山药，多饮菊花茶，以防上火。忌食油腻食物和刺激性食物，少吃过甜、过咸的食物。

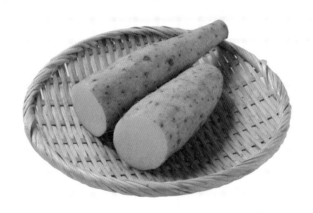

【药膳厨房】

凉拌荠菜

原料：荠菜500克，熟芝麻粉50克，豆腐干25克，冬笋25克，胡萝卜50克，盐、味精、白糖、麻油各适量。

做法：荠菜去杂质洗净，放入沸水锅中焯至碧绿，捞出放入凉水中，沥干水分，切成细末，放入盘中。豆腐干、冬笋、胡萝卜切成细末，放入盘中，撒上熟芝麻粉，加盐、味精、白糖，淋上麻油，拌匀即成。

功效：补虚益气，止血降压。

收缩压的测量结果

记录周期	收缩压（mmHg）				
1					
2					
3					
4					
5					
6					
7					
8					
9					
10					
11					
12					
13					
14					
15					

注：人体收缩压正常值范围为90～139mmHg

舒张压的测量结果

记录周期	舒张压（mmHg）				
1					
2					
3					
4					
5					
6					
7					
8					
9					
10					
11					
12					
13					
14					
15					

注：人体舒张压正常值范围为60～89mmHg

请记录
身体各项指标的测量结果

单位/指标	记录周期														
	1	2	3	4	5	6	7	8	9	10	11	12	13	14	15
请填写 **体 重 记 录**															
千克															
请填写 **BMI计算结果**															
数值															
请勾选 **饮 食 记 录**															
过饱															
正常															
不足															
请勾选 **运 动 记 录**															
过量															
正常															
不足															
请勾选 **情 绪 记 录**															
开心															
正常															
忧伤															

注：BMI是体重的指数。BMI=体重（kg）/身高^2（m^2），成年人BMI的正常值在18.5～23.9之间，BMI<18.5是偏瘦，24≤BMI<28是偏胖，28≤BMI≤32是肥胖，BMI>32是过度肥胖。

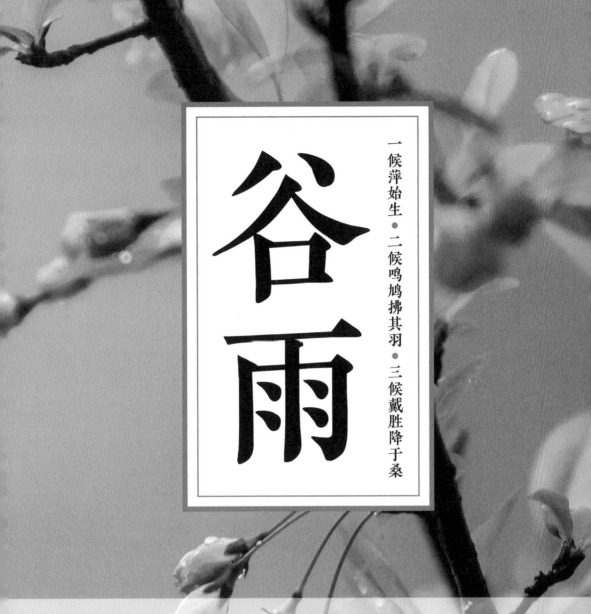

谷雨

一候萍始生 • 二候鸣鸠拂其羽 • 三候戴胜降于桑

萍始生	萍指浮萍，是生长在水田、湖泊中的绿色植物。谷雨时节雨水丰沛，水温上升，水中养分增多，浮萍随之大量生长，是谷雨节气指示之一。
鸣鸠拂其羽	鸠是斑鸠，这里指布谷鸟。拂其羽，指布谷鸟梳理羽毛像跳舞一样。谷雨时节，布谷鸟时而在树上鸣叫，时而梳理羽毛，提醒人们开始播种。
戴胜降于桑	戴胜指戴胜鸟，全身棕色，翅膀和尾巴是黑色，有白色横斑。头上有长羽冠，展开时像孔雀开屏，非常美丽。谷雨时节，戴胜鸟开始在桑树上活动。戴胜鸟象征着祥和、美满、快乐。

【节气概述】

谷雨是二十四节气的第六个节气，也是春季最后一个节气，谷雨的时间在每年公历4月19日或20日，谷雨取"雨水生百谷"之意。

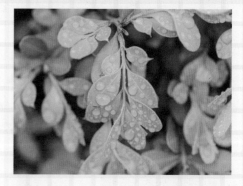

谷雨之后天气加快回暖，雨量增多，充沛的雨量能促进农作物生长。

【节气养生】

谷雨的养生要顺应自然环境的变化，谷雨时节空气湿度增加，人体内会发生相应的变化以保持身体各项机能正常运行，因此我们应该顺应自然之道，针对气候特点进行调养。谷雨前后当早睡早起，在春光中舒展四肢，呼吸新鲜空气，以顺应春阳萌生的自然规律。还要平心静气以滋养肝脏，运动时不宜出汗过多，以免损伤阳气。

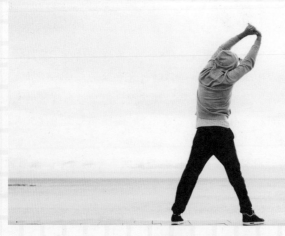

【疾病认知】

高血压分为哪几级

根据高血压患者心、脑、肾等重要器官的损害程度，临床上可将高血压分为三级：

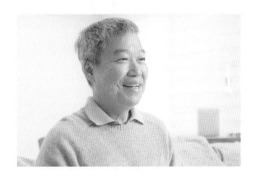

一级高血压。患者仅仅是血压升高，而心、脑、肾等脏器均无损害，另外，心电图、X射线、眼底检查均无异常。

二级高血压。血压升高，超过高血压诊断标准，并伴有一系列症状：眼底动脉普遍或局部狭窄、痉挛，左心室肥厚，血肌酐或尿蛋白轻度升高。

三级高血压。血压持续升高，并伴有以下一系列症状：眼底出血或渗出，合并或不合并视盘水肿；高血压脑病或脑梗死、脑出血；心功能不全（心力衰竭）；尿毒症（肾衰竭）。

【中医视角】

中医治疗高血压的原则

中医药治疗方法不仅可以降低血压，还可以调整机体脏腑阴阳气血，促使整体的康复，可以说是治疗高血压的好方法。应用中医药治疗高血压的一般原则：

1. 调整阴阳、扶正祛邪是中医药治疗高血压方法中的总体治疗原则，在临床要根据高血压发病的不同阶段辨证，选择相应的方法治疗。

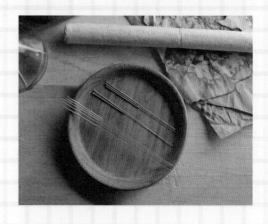

2. 分清病情主次，在高血压的病因病机，多以阳亢为标，阴虚为本。但病程的演变却是阳亢与阴虚同时出现，偏阳偏阴并有夹风、夹痰、夹郁之兼症相伴随，所以在治疗时应分清标本缓急。

艾灸能稳压降压的机理

艾灸可通过调节血管内皮细胞的内分泌功能以达到降压的作用。有研究发现，经艾灸治疗后，高血压病患者血中一氧化氮水平明显回升，内皮素水平明显下降，降压效果明显。

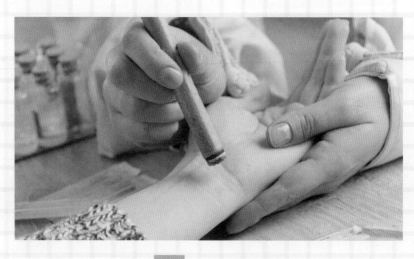

【中医调治】

【应时而食】

谷雨作为春季的最后一个节气，此时天气已经比较热了，多风的天气使得空气较为干燥，此时不妨吃一些低脂肪、高维 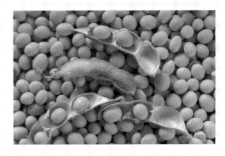 生素、高矿物质的食物，最好不要吃辛辣的食物。谷雨前后，脾胃处于旺盛时期，此时消化功能也处于旺盛状态，这段时间应适当滋补身体。滋补要掌握适度原则，不宜太过，应适当食用一些补血益气的食物，可以起到强身健体的功效。多吃富含B族维生素的食物可以改善抑郁情绪，例如菠菜、黄豆、黑芝麻、瘦肉等。多食贝、虾、鱼、海带等碱性食物，可以缓解人体急躁情绪。

【药膳厨房】

莲子烩菠菜

原料：菠菜400克，新鲜莲子100克，枸杞子10克，大蒜2瓣，水淀粉2大匙，盐少许，植物油适量。

做法：将大蒜去皮，拍碎；新鲜莲子洗净，放入沸水中氽烫一下，捞出；枸杞子泡软、洗净；菠菜洗净，放入沸水中氽烫一下，捞出沥干，摆入盘中备用。植物油烧热，爆香大蒜碎，然后放入莲子、枸杞子及2大匙水，以中火烧2分钟，再加入盐、水淀粉勾芡，浇在菠菜上即可。

功效：清心除烦，通络降压。

收缩压的测量结果

记录周期	收缩压（mmHg）				
1					
2					
3					
4					
5					
6					
7					
8					
9					
10					
11					
12					
13					
14					
15					

注：人体收缩压正常值范围为90～139mmHg

舒张压的测量结果

记录周期	舒张压（mmHg）				
1					
2					
3					
4					
5					
6					
7					
8					
9					
10					
11					
12					
13					
14					
15					

注：人休舒张压正常值范围为60~89mmHg

请记录
身体各项指标的测量结果

单位/指标	记录周期														
	1	2	3	4	5	6	7	8	9	10	11	12	13	14	15
请填写 体 重 记 录															
千克															
请填写 BMI计算结果															
数值															
请勾选 饮 食 记 录															
过饱															
正常															
不足															
请勾选 运 动 记 录															
过量															
正常															
不足															
请勾选 情 绪 记 录															
开心															
正常															
忧伤															

注：BMI是体重的指数。BMI=体重（kg）/身高^2（m^2），成年人BMI的正常值在18.5～23.9之间，BMI<18.5是偏瘦，24≤BMI<28是偏胖，28≤BMI≤32是肥胖，BMI>32是过度肥胖。

立夏

一候蝼蛄鸣 · 二候蚯蚓出 · 三候王瓜生

蝼蛄鸣 蝼蛄又名土狗子、蝲蝲蛄等，是一种杂食性昆虫，生活在泥土中。主要在夜间与清晨活动于地表下，吃新播的种子，咬食农作物根部。立夏后5日，可以听见蝼蛄在田间鸣叫（一说是蛙声），预示着夏天来临。

蚯蚓出 蚯蚓又名地龙，生活在潮湿、疏松的土壤中。蚯蚓可以入药、做饲料、疏松土壤。立夏后雨水增多，土壤湿度增大，蚯蚓会爬出土壤进行呼吸。

王瓜生 王瓜，葫芦科多年生草质藤本植物，果实、种子、根均可入药，具有清热、生津、化瘀等功效。立夏后10天，天气温暖，雨水充沛，王瓜开始迅速生长，六七月时结出椭圆形果实，成熟后呈红色。

立夏是农历二十四节气中的第七个节气，也是夏季的第一个节气，表示夏季的开始，时间在每年公历5月5日或6日。立夏之后，温度明显升高，天气变得炎热，雷雨增多。

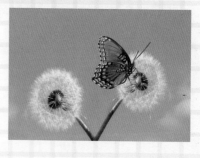

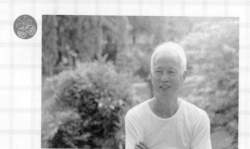

中医认为，心气通于夏，立夏过后，人体气血更加充盈，出汗开始增多，心跳逐渐加快，心脏的功能处于旺盛时期。根据四时养生的法则，立夏节气应该重点关注心脏的养护，不能过累过劳。还要重视精神的调养，保持神清气和，心情愉快。

轻度高血压是否需要治疗

轻度高血压患者是指收缩压在140～159毫米汞柱，其舒张压在90～99毫米汞柱，又没有其他并发症的患者。这类患者大约占高血压

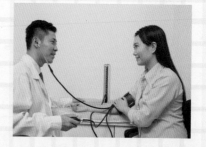

患者总数的70%。轻度高血压患者是否需要治疗？这在医学界一直是个有争议的问题。

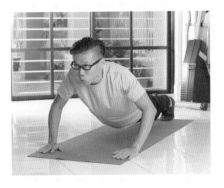

在我国，轻度高血压患者的数量非常庞大，估计在4000万人以上，有人主张，对轻度高血压患者可先进行非药物治疗，观察3~6个月后，可对一部分血压控制不满意的患者再进行药物治疗。非药物治疗包括限制其饮食中盐的摄入量，控制其体重（减肥），让患者坚持体育运动、戒烟戒酒等。

【中医视角】

中医治疗高血压的方法

1. 中药疗法：中药内服、外敷、穴位敷贴、药枕疗法、药浴疗法等。

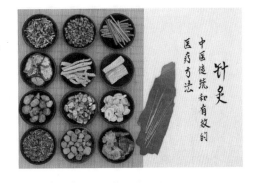

2. 饮食疗法：药膳疗法、药粥疗法、醋疗法、饮食节制等。

3. 针灸疗法：体针、电针、皮内针、耳针、艾炷灸、艾条灸等。

4. 推拿疗法：点法、按法、拿法等。

5. 体育锻炼：运动疗法、瑜伽疗法、太极拳等。

6. 物理疗法：温泉疗法、泥疗、电疗等。

7. 环境起居疗法：气候疗法、森林疗法、起居调摄法等。

8.情志心理疗法：情志调养法、心理疏导法、音乐疗法等。

耳穴按压法治疗高血压

1. 取穴：肾上腺、降压沟、降压点、心、神门、内分泌、肝、肾。

2. 操作方法：首先用两手掌心依次按摩耳郭至耳郭充血发热为止，其次以两手握空拳，以拇、食两指沿着外耳轮上下来回按摩至耳轮充血发热，再次用两手由轻到重提捏耳垂3~5分钟，最后用拇指和食指及中指分别按揉点压以上穴位和反应区。按揉时使之出现酸麻胀痛感。每晚睡前按压2~4次，每次1~2分钟，长期坚持必有效。

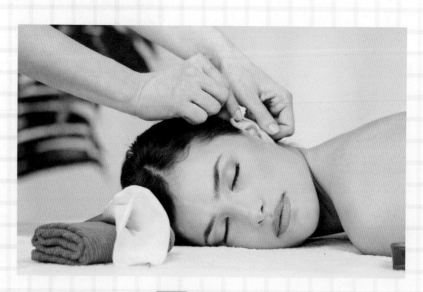

【应时而食】

夏季气候炎热，心火旺盛，在饮食调养方面，要以清心泻火的饮食为主，如莴笋、芹菜、生菜、莜麦菜等，辅以清淡、低脂、低糖、低盐的食物。立夏前后，细菌容易滋生，湿气困阻导致脾胃功能衰弱，所以要注意肠胃的养护，可多吃山楂、木瓜等食物以健脾消食、增加食欲，少吃寒凉类的瓜果。

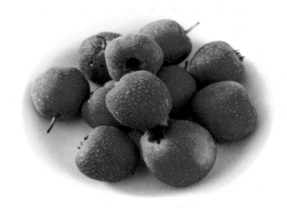

【药膳厨房】

天麻炖甲鱼

原料：甲鱼450克，天麻片15克，葱丝10克，姜片5克，蒜片10克，黄酒20毫升，盐5克。

做法：将甲鱼宰杀，沸水稍烫后刮去泥膜，挖净体内黄油，用甲鱼胆在背壳上涂1周，腹盖向上置器皿中。天麻片、葱丝、姜片、蒜片覆盖其上，加黄酒，隔水炖1.5～2小时，出锅前撒盐即可。

功效：活血化瘀，降压清眩。

收缩压的测量结果

记录周期	收缩压（mmHg）				
1					
2					
3					
4					
5					
6					
7					
8					
9					
10					
11					
12					
13					
14					
15					

注：人体收缩压正常值范围为90~139mmHg

请记录

舒张压的测量结果

记录周期	舒张压（mmHg）				
1					
2					
3					
4					
5					
6					
7					
8					
9					
10					
11					
12					
13					
14					
15					

注：人体舒张压正常值范围为60～89mmHg

身体各项指标的测量结果

单位/指标	记录周期														
	1	2	3	4	5	6	7	8	9	10	11	12	13	14	15
请填写 **体 重 记 录**															
千克															
请填写 **BMI计算结果**															
数值															
请勾选 **饮 食 记 录**															
过饱															
正常															
不足															
请勾选 **运 动 记 录**															
过量															
正常															
不足															
请勾选 **情 绪 记 录**															
开心															
正常															
忧伤															

注：BMI是体重的指数。BMI=体重（kg）/身高^2（m^2），成年人BMI的正常值在18.5～23.9之间，BMI<18.5是偏瘦，24≤BMI<28是偏胖，28≤BMI≤32是肥胖，BMI>32是过度肥胖。

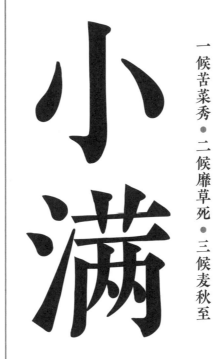

小满

一候苦菜秀 • 二候靡草死 • 三候麦秋至

苦菜秀 苦菜是中国人最早食用的野菜之一，《诗经》中已有记载，秀表示谷物抽穗开花。小满时节，漫山遍野的苦菜开着黄色小花，显示出夏天的朝气蓬勃。

靡草死 靡草指喜阴的绿色植物，枝条细小绵软。小满时阳光充足，气温较高，靡草被烈日灼伤而死。

麦秋至 "秋"字表示百谷成熟之时，而并非季节上的秋季。古人将谷物播种称为春，谷物收获称为秋，因此虽然还是夏季，却到了小麦成熟收获的季节。

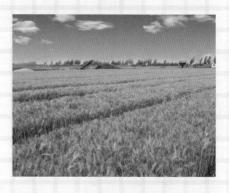

【节气概述】 小满是二十四节气的第八个节气，夏季的第二个节气，小满时间在每年公历5月20日或21日。小满过后，小麦等夏收作物籽粒日渐饱满，但是尚未成熟，只是小满，还未大满。进入小满节气雨水开始增多，夏季闷热潮湿的天气即将来临。

【节气养生】 小满节气的养生要注意防热防湿，尤其是南方地区，否则极易引发风湿疾病，这也符合中医未病先防的理论。再加上夏季是阳气最盛的时期，天气渐趋炎热，人们易感到心浮气躁，情绪波动较大，所以要注意控制情绪，保持心情舒畅，胸怀宽广，以防情绪剧烈波动后引发高血压、脑血管意外等心脑血管疾病。

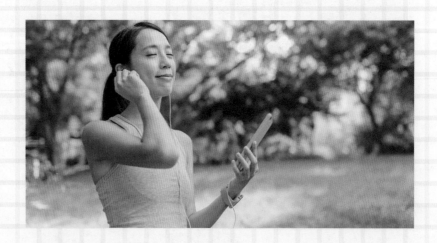

【疾病认知】

高血压的易发人群

1. 父母中患有高血压者：父母均无高血压病，子女患高血压的概率为17.6%；父母有一方患高血压，子女患高血压的概率为33.5%；父母均患高血压，子女患高血压的概率为48.4%。

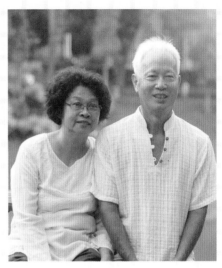

2. 压力过大者：精神压力大是高血压的一大诱因，因此不要将工作中的不顺心带到家里。

3. 有不良生活习惯者：平时大量饮酒、吸烟，习惯吃多盐食品，都不利于血压的稳定，因此一定要保持健康的生活习惯。

4. 肥胖者：越是肥胖，越容易患高血压，因此体重超重者应适当减肥，使体重达到或接近标准体重。

5. 便秘患者：便秘持续时间过久会引起血压升高，所以应多吃富含纤维素的食物，养成定时排便的习惯。

6. 中老年人：通常情况下，血压会随年龄增长而升高，40岁左右的人约有19%，50岁左右的约有40%，60岁以上的老年人约有63%患高血压。

【中医视角】

中医治疗高血压的优势

1. 中医着眼于整体调整，使患者症状改善明显，减少病痛，生活质量明显提高。

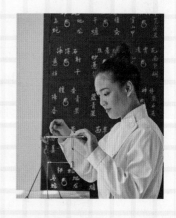

2. 大部分中药作用缓和，与西药同用，可以防止和缓和血压波动。

3. 副作用少。

4. 中西药同用，可发挥协同作用，增强抗高血压效果，减少西药的毒副作用，从而减少降压药的剂量，缩短疗程。

5. 中药治疗方法很多，简便，患者易于接受。

6. 一些研究还表明，中药对因高血压引起的靶器官损害有逆转作用，对各种严重并发症的防治有一定作用。

【中医调治】

耳穴压豆法治疗高血压

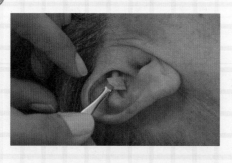

1. 取穴：降压沟、降压点、神门、内分泌、脑、肾。

2. 操作方法：将王不留行籽置于菱形胶布上，压于耳穴上。每穴压1粒，每次按揉各穴3~5分钟，每日按压3次。每隔3日换对侧穴位，1个月为1个疗程。

【应时而食】

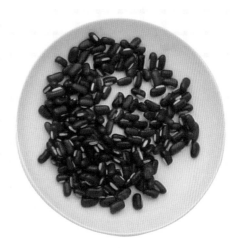

小满时节，万物繁茂，生长最旺盛，人体的生理活动也处于最旺盛的时期，消耗的营养物质较多。所以，应及时适当补充，才能使身体五脏六腑不受损伤。

在饮食调养方面，应以清淡的素食为主，忌肥甘滋腻的食物，可多吃有清热、化湿、养阴作用的食物，如红小豆、薏苡仁、黄瓜等。还可根据气候变化吃一些除暑湿的食物，如苦瓜、生姜、薏苡仁、西瓜、绿豆、丝瓜等都有健脾除湿的功效。

【药膳厨房】

黑芝麻山药羹

原料：黑芝麻50克，山药50克，白糖10克。

做法：把黑芝麻去杂质炒香，研成细粉；山药烘干研成细粉；将黑芝麻粉与山药粉混匀，待用。把锅内加入清水300毫升，置武火上烧沸，将黑芝麻粉和山药粉加入沸水锅内，同时放入白糖，不断搅拌，煮3～5分钟即成。

功效：补肝肾，养心脾，降压。适用于肝肾阴虚型高血压。

请记录
收缩压的测量结果

记录周期	收缩压（mmHg）				
1					
2					
3					
4					
5					
6					
7					
8					
9					
10					
11					
12					
13					
14					
15					

注：人体收缩压正常值范围为90～139mmHg

请记录
舒张压的测量结果

记录周期	舒张压（mmHg）				
1					
2					
3					
4					
5					
6					
7					
8					
9					
10					
11					
12					
13					
14					
15					

注：人体舒张压正常值范围为60~89mmHg

身体各项指标的测量结果

单位/指标	记录周期														
	1	2	3	4	5	6	7	8	9	10	11	12	13	14	15
请填写 **体 重 记 录**															
千克															
请填写 **BMI计算结果**															
数值															
请勾选 **饮 食 记 录**															
过饱															
正常															
不足															
请勾选 **运 动 记 录**															
过量															
正常															
不足															
请勾选 **情 绪 记 录**															
开心															
正常															
忧伤															

注：BMI是体重的指数。BMI=体重（kg）/身高^2（m^2），成年人BMI的正常值在18.5～23.9之间，BMI<18.5是偏瘦，24≤BMI<28是偏胖，28≤BMI≤32是肥胖，BMI>32是过度肥胖。

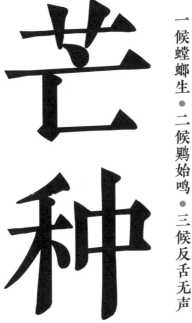

芒种

一候螳螂生 ● 二候鵙始鸣 ● 三候反舌无声

螳螂生　螳螂又称刀螂，是一种中大型肉食性昆虫，前肢发达呈镰刀状，用来捕食猎物。螳螂分布广泛，以昆虫为食，是很多农业害虫的天敌。一般于八九月产卵，第二年的芒种前后，当气温、湿度满足条件后，就会孵化出幼虫。

鵙始鸣　鵙，古书中指伯劳鸟，常将捕食的猎物挂在带刺的树上，又称屠夫鸟。伯劳鸟生活在开阔的林地，生性凶猛，有"小猛禽"之称。芒种时节伯劳鸟开始繁殖，有危险时它们会大声鸣叫以保护后代。

反舌无声　反舌指反舌鸟，也称百舌鸟，鸣声甜美，能学各种鸟鸣叫。雄鸟全黑色，嘴橘黄色，眼圈略浅。雌鸟上体黑褐色，下体深褐色，嘴暗绿色至黑色。芒种时节，反舌鸟停止鸣叫。

芒种是二十四节气中的第九个节气，夏季的第三个节气，表示仲夏时节的正式开始，芒种的时间在公历每年6月5日或6日。芒种节

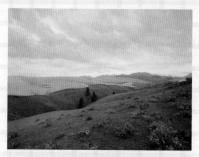

气是指大麦、小麦等有芒作物已经成熟，应抓紧抢收。芒种过后，天气炎热，进入典型的夏季，在雨水方面，北方是阵雨、雷雨，南方则是梅雨天。

芒种养生要根据外界气候特征而定，注意保持精神愉悦，不可恼怒抑郁，这样可以宣泄气机、通泄自如。从芒种节气开始，气温升高，雨量增多，空气非常潮湿，天气十分闷热，人体内汗液无法通畅地排出，常被湿热之气笼罩，容易感到倦怠，精神萎靡，所以要注意防湿。芒种后随着气温的升高消耗体力较多，要注意补充水分。

高血压病的危害

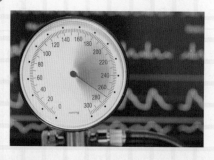

心、脑、肾等主要脏器是高血压的损害对象，在医学上被称为高血压的靶器官。

1. 左心室肥厚。血压升高会导致心脏负荷加重，为了适应这一改变，早期心脏

会代偿性变得肥厚，才能将血液运输至全身。随着病情发展，心脏继续扩大，心脏功能逐渐受损，最终可引起心力衰竭。

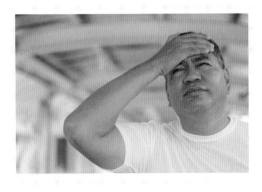

2. 动脉粥样硬化。长期血压升高可促进动脉粥样硬化斑块的形成，尤其是冠状动脉最易发生粥样硬化。

3. 脑血管意外。长期的血压升高，可以引起脑缺血和脑动脉硬化，脑缺血易并发脑梗死，脑部的小动脉硬化易破裂出血（脑出血），脑缺血和血管痉挛易导致脑血栓的形成（脑梗死）。

4. 肾脏损害。高血压可引起肾动脉硬化，影响肾功能，甚至会导致尿毒症。

5. 视网膜功能减退。血压长期升高使得视网膜动脉发生玻璃样变所致。

 如何辨证治疗肝阳上亢型高血压

1. 症状：血压升高，兼见眩晕，伴头目胀痛，面红耳赤，烦躁易怒，舌红苔黄，脉弦数。

2. 治法：平肝潜阳，滋养肝肾。

3. 方药：天麻钩藤饮。

①组成：钩藤30克，生石决明30克，天麻10克，桑寄

【中医视角】

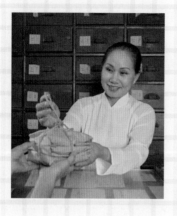

生10克，杜仲、益母草、茯神、夜交藤各12克，川牛膝18克，栀子、黄芩各9克。

②加减：如果患者肝阳上亢症状非常明显则加代赭石、牡蛎、龙骨各30克；若患者伴有肝气郁结，则加柴胡10克，白芍30克；如果患者伴有火热亢盛，口苦口干明显，则加用龙胆草10克，夏枯草5克，牡丹皮12克。

4. 用法：水煎，每日1剂，分2次温服。

针灸疗法降压的机理

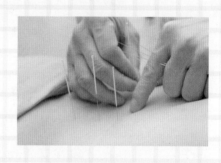

中医学认为，针刺或艾灸相关的经络和穴位，可产生经络及穴位本身所具有的传导感应，以纠正阴阳失调或偏盛偏衰所致的高血压病的虚实证候，达到补虚泻实的作用，从而恢复人体的阴阳相对平衡，使增高的血压下降并稳定在正常范围内。针灸治疗的降压机制虽尚未十分清楚，但有些学者通过实验观察指出，针灸相关穴位，具有平肝潜阳、滋养肝肾、宁心安神等作用，不仅能较快改善头痛眩晕等高血压病症状，而且还能调节神经系统、改善心肌代谢、扩张小动脉等，从而促使血压下降。

【应时而食】

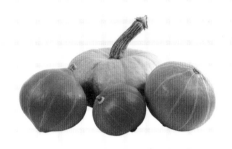

芒种时节饮食调养方面，要保证饮食清淡，忌辛热，勿过咸、过甜。在夏季人体新陈代谢旺盛，汗易外泄，耗气伤津之时，宜多吃能祛暑益气、生津止渴的食物，不宜食用肥甘厚味及燥热之品。长夏的饮食要稍热一点，不要太寒凉，不要一次吃得太多，在次数上可稍多一些。适当吃点生姜对夏季养生大有好处。多吃补血养心、健脾益气的食物，如小米、黄豆及其制品、胡萝卜、南瓜、西红柿、鲤鱼、牛肉、兔肉、鸽蛋等。

【药膳厨房】

牛膝香菇煲瘦肉

原料：牛膝10克，香菇30克，西芹100克，猪瘦肉200克，姜5克，蒜10克，葱10克，盐5克，植物油50克，上汤适量。

做法：牛膝洗净，切段；香菇泡发去蒂，一切两半；西芹洗净切段；猪瘦肉洗净，切块；姜切片；葱切段；蒜去皮，切片。把锅置武火上烧热，加入植物油，烧至六成热时加入姜片、葱段、蒜片爆香，加入猪瘦肉、西芹、香菇、牛膝，加入盐、上汤，用文火煲35分钟即成。

功效：补气血、降血压、强筋骨。

请记录
收缩压的测量结果

记录周期	收缩压（mmHg）					
1						
2						
3						
4						
5						
6						
7						
8						
9						
10						
11						
12						
13						
14						
15						

注：人体收缩压正常值范围为90～139mmHg

请记录
舒张压的测量结果

记录周期	舒张压（mmHg）				
1					
2					
3					
4					
5					
6					
7					
8					
9					
10					
11					
12					
13					
14					
15					

注：人体舒张压正常值范围为60～89mmHg

请记录
身体各项指标的测量结果

单位/指标	记录周期														
	1	2	3	4	5	6	7	8	9	10	11	12	13	14	15
请填写 **体 重 记 录**															
千克															
请填写 **BMI计算结果**															
数值															
请勾选 **饮 食 记 录**															
过饱															
正常															
不足															
请勾选 **运 动 记 录**															
过量															
正常															
不足															
请勾选 **情 绪 记 录**															
开心															
正常															
忧伤															

注：BMI是体重的指数。BMI=体重（kg）/身高^2（m^2），成年人BMI的正常值在18.5～23.9之间，BMI<18.5是偏瘦，24≤BMI<28是偏胖，28≤BMI≤32是肥胖，BMI>32是过度肥胖。

夏至

一候鹿角解 ● 二候蜩始鸣 ● 三候半夏生

鹿角解 解，有脱落的意思。夏至时节，鹿角会自然脱落。鹿角每年经历生长、死亡、脱落3个过程，其中生长过程长达三四个月。春天来临时，鹿的头顶长出凸起的骨质结构，交配期生长至最大，交配期结束后脱落。

蜩始鸣 蜩，即蝉、知了。夏至之后，蝉开始鸣叫。雄蝉腹部有一个发声器，能连续不断地发出响亮的声音，雌蝉腹部也有发声器，但不能发出声音。蝉的一生要经过卵、幼虫、成虫3个阶段，雌蝉在树上产卵，隔年经过太阳照射，卵孵化出幼虫钻入地下生活，成虫后回到树上生活。

半夏生 半夏是多年生草本植物，生长在溪边阴湿的草丛中或树下，地下部分的白色小块茎可入药，有良好的止咳祛痰作用，生食有毒。

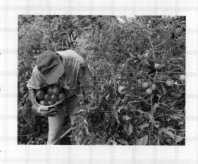

【节气概述】

夏至是二十四节气中的第十个节气，夏季的第四个节气，在每年公历6月21日或22日。古代人们用土圭测量日影以计时，夏至这天，日影最短，因此人们把这天称之为夏至。夏至日是北半球一年中白昼最长的一天，但并不是最热的一天。这期间，中国大部分地区气温较高，日照充足，作物生长较快。

【节气养生】

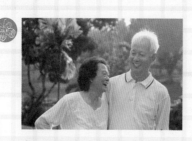

从中医理论讲，夏至时节阳气最旺盛，养生要顺应夏季阳盛于外的特点，养生的重点在于"养阳"。中医所说的阳气，就是人体的免疫力，对人体有保护作用，使人免受外界六淫之气的侵袭。夏季炎热，宜晚睡早起，顺应自然界阳盛阴衰的变化。夏日炎热，腠理开泄，易受风寒湿邪侵袭，睡眠时不宜吹风扇或空调，更不宜夜晚露宿。夏季要精神愉悦，心情畅达，这样有利于气机的宣泄。

【疾病认知】

高血压有哪些症状

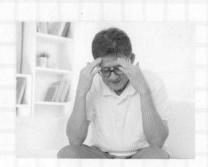

1. 头痛。头痛是高血压的常见症状，多位于头枕部和额部两侧的太阳穴，多为搏动性的胀痛或持续性的钝

痛，甚至有炸裂样的剧痛感。

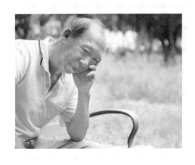

2. 头晕。头晕也是高血压的常见症状。有时是一时性的，常在突然站起或蹲下时出现；有些是持续性的，头部有持续性的沉闷及不适感。

3. 烦躁、心慌、失眠。大多数高血压患者性情较为急躁，遇事易激动。有的患者早期出现睡眠障碍，即入睡困难、早醒、多梦等，睡眠时对周围环境的小刺激特别敏感，有时似睡非睡，达不到真正的休息效果。

4. 注意力不集中，记忆力减退。早期多数不明显，但随着病情发展而逐渐加重，主要表现为注意力容易分散，不能集中；记忆力减退，很难记住近期发生的事情，而远期记忆不受影响。

5. 手脚麻木。常见手指、脚趾麻木，部分患者还会感觉手指不灵活。

6. 耳鸣。高血压引起的耳鸣通常都是双耳耳鸣，持续时间比较长。

7. 出血。以鼻出血较为多见，其次是眼底出血、结膜出血、脑出血。

8. 肌肉酸痛。很多高血压患者会出现颈部、背部肌肉酸痛紧张、无法舒展的情况，这些症状是由于血管收缩或者动脉硬化导致的。

如何辨证治疗肝肾阴虚型高血压

1. 症状：血压升高，头晕目眩，耳鸣健忘，腰膝酸软，咽干口燥，五心烦热，口渴少津，视物昏花，舌质干红，舌苔少或无苔，脉弦细。

2. 治则：治当滋养肝肾，滋阴明目。

3. 方药：六味地黄丸。

①组成：熟地黄30克，山药18克，山茱萸12克，茯苓18克，牡丹皮12克，泽泻10克。

②加减：患者视物昏花，迎风流泪则加用枸杞子18克，女贞子12克，黄精10克；患者腰膝酸软明显，且有遗精、多梦，则加黄连6克，肉桂3克，酸枣仁12克；患者腰酸耳鸣明显者加龟甲20克，杜仲15克；如果患者兼有阴虚火旺，心肾不交证候者加知母12克。

4. 用法：水煎，每日1剂，分2次温服。

高血压病针灸疗法注意事项

1. 合适的体位：高血压病患者，特别是精神紧张、年老体弱者，宜采取卧位施术为主，不宜采取坐位。

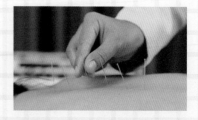

2. 合适的针具：根据病患的体型胖瘦、病情轻重、体质强弱、取穴部位不同等，选用不同粗细、长短的针具。

3. 严格消毒：体针穴位局部、施术者的手、针具都应该严格进行消毒，可用75%酒精棉球擦拭。

4. 正确施术：耳针宜浅直刺。体针头面部、胸背部及皮薄肉少的部位，可采用浅刺、斜刺或横刺；四肢、臀部、腹部及肌肉丰满的穴位体针，可适当深刺。

【应时而食】

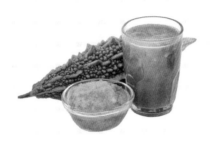

夏至气候炎热，此时人的消化功能相对较弱，因此饮食宜清淡，可以适当吃一些杂粮、冷食、瓜果，不可食热性食物，以免损伤脾胃。夏至后，饮食要以清泄暑热、增进食欲为目的，因此要多吃苦味食物，如苦瓜、芹菜、莜麦菜、莴笋、蒲公英等。夏季蚊虫滋生，多吃葱蒜可以有效防止肠道疾病的发生。

【药膳厨房】

鳝鱼芹菜炒翠衣

原料：鳝鱼1条（约重200克），西瓜翠衣150克，芹菜150克，姜丝5克，蒜片5克，葱段5克，盐5克，鸡精5克，醋5克，麻油20毫升。

做法：将鳝鱼活杀，去内脏，洗净切丝；西瓜翠衣洗净切条，芹菜去根、叶、切段，入热水中焯一下捞起。起麻油锅，待油热后倒入鳝鱼丝，炒半熟时放入西瓜翠衣、芹菜及其他佐料翻炒至熟。

功效：清热消暑，降压利尿。

请记录
收缩压的测量结果

记录周期	收缩压（mmHg）				
1					
2					
3					
4					
5					
6					
7					
8					
9					
10					
11					
12					
13					
14					
15					

注：人体收缩压正常值范围为90～139mmHg

舒张压的测量结果

记录周期	舒张压（mmHg）				
1					
2					
3					
4					
5					
6					
7					
8					
9					
10					
11					
12					
13					
14					
15					

注：人体舒张压正常值范围为60~89mmHg

请记录
身体各项指标的测量结果

单位/指标	记录周期														
	1	2	3	4	5	6	7	8	9	10	11	12	13	14	15
请填写 **体 重 记 录**															
千克															
请填写 **BMI 计 算 结 果**															
数值															
请勾选 **饮 食 记 录**															
过饱															
正常															
不足															
请勾选 **运 动 记 录**															
过量															
正常															
不足															
请勾选 **情 绪 记 录**															
开心															
正常															
忧伤															

注：BMI是体重的指数。BMI=体重（kg）/身高^2（m^2），成年人BMI的正常值在18.5～23.9之间，BMI<18.5是偏瘦，24≤BMI<28是偏胖，28≤BMI≤32是肥胖，BMI>32是过度肥胖。

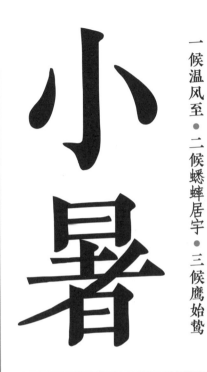

小暑

一候温风至 · 二候蟋蟀居宇 · 三候鹰始鸷

温风至
温风，即热风。小暑时节，几乎不再有凉风，所到之处都是热风，预示着最炎热的夏日即将来临。

蟋蟀居宇
"七月在野，八月在宇，九月在户，十月蟋蟀入我床下。"（出自《诗经·七月》）。其中，八月指农历六月，即小暑时节，宇有屋檐的意思。蟋蟀因受不了田野的热气，躲到屋檐或院子的角落避暑。

鹰始鸷
鸷，有凶猛、凶狠的意思。小暑时候，鹰受不了地面热气，飞到天空中避暑。另一种说法是，鹰从小暑开始教导小鹰捕食。

【节气概述】

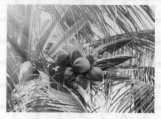

小暑是二十四节气之第十一个节气，夏天的第五个节气，标志着季夏时节的正式开始。小暑节气时间为每年公历的7月7日或8日。暑，表示炎热的意思，小暑为小热，还不十分热。意指天气开始炎热，但还没到最热，全国大部分地区基本符合此特征。

【节气养生】

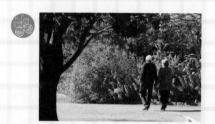

小暑时节，天气炎热，人们很容易出现心烦不安、疲倦乏力的症状。在养生时应按五脏主时，夏季为心所主，故养生重点在于保护心阳，平心静气，确保心脏功能的旺盛，以符合"春夏养阳"之原则。起居以迟睡早起为宜，最好养成午睡的习惯。炎热季节，宜少动多静，运动最好选在早上和晚上，晨练不宜过早，以免影响睡眠。

【疾病认知】

导致血压升高的主要因素

影响血压的因素较多，了解与产生高血压有关的因素，可以明显降低高血压病的发病率。

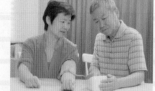

1. 性别。50岁以前的男性的血压略高于女性，50岁以后的女性由于受绝经期等诸多因素的影响，血压略高于男性。

2. 年龄。新生儿的收缩压仅为40毫米汞柱左右，1个月的婴儿的为70～80毫米汞柱，青年人的血压通常已达到成年人的血压平均值，即120/80毫米汞柱。此后，随着年龄的增长，血压有上升的趋势，但正常的血压应维持在140/90毫米汞柱以下。

3. 体位。正常人的血压随体位不同而发生变化，立位时血压高，坐位次之，卧位最低。一般情况下，正常人卧姿的收缩压比站姿时低10～20毫米汞柱，舒张压可低5～10毫米汞柱。

4. 情绪。情绪的急剧改变，如兴奋、惊恐、忧虑、精神紧张等可使血压升高，而满足、安心、幸福等心境可使血压降低。调节好情绪有利于高血压的防治。

5. 运动。剧烈运动和重体力劳动可使血压升高，但稍事休息后，血压即可恢复正常。

6. 消化。人在进食时收缩压通常可增高5～8毫米汞柱，且可持续1小时左右。舒张压通常不受影响或稍有下降，这是由于在消化时，分布于腹腔内脏的血管扩张的缘故。

7. 季节变化。血压在寒冷的冬季容易上升，而在气温较高的夏季则会有所下降。

如何辨证治疗痰浊中阻型高血压

1. 症状：血压升高，眩晕头痛，头胀如蒙，胸脘胀闷，身重体困，形体多肥胖，舌质淡，可有齿印，舌苔白腻，脉弦滑。

2. 治则：健脾化湿，化痰降逆。

3. 方药：半夏白术天麻汤加减。

①组成：半夏、白术各15克，茯苓、陈皮各12克，天麻18克，甘草6克。

②加减：如果患者痰阻气郁化火，再加黄芩15克，竹茹12克，枳实10克；如果患者脘闷不舒，腹胀欲呕者加白豆蔻12克，砂仁10克；如果患者眩晕甚至有头痛呕吐，则加代赭石15克，竹茹12克，生姜6片；如果患者耳鸣痰多，则加郁金12克，石菖蒲10克，葱白10克。

4. 用法：水煎，每日1剂，分2次温服。

针灸降压辨证取穴与非辨证取穴

中医学说认为，高血压为肝肾不足，水亏木旺，虚阳亢盛所致。复溜、太溪穴属足少阴肾经，可补益肾阴，滋水涵木；足三里是常用保健穴，可

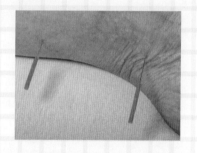

防止虚阳上亢，与足厥阴经的太冲穴相配，起平肝降逆作用。针灸（针刺）此4穴，可相互配伍，起滋水降火、平肝潜阳作用，收控制血压之功效。

有些则不按辨证取穴，如取穴风池、百会、合谷、阳陵泉等，有一定疗效。艾灸足三里、悬钟、涌泉或石门等穴，也有一定降压效果。其他如曲池、三阴交、内关、行间、人迎、大陵、肝俞、中封等穴位，也有降低血压的作用。

【应时而食】

夏天炎热、潮湿的气候，使人体的脾胃受阻，易出现四肢无力、精神萎靡、恶心出汗、舌苔厚腻，在饮食上要清淡，少食油

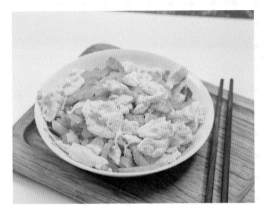

腻。可用薏苡仁、白扁豆、荷叶煮粥吃，多食薄荷、生姜、荷叶、陈皮等醒脾的食物。可以多吃点"苦"，如苦瓜、芹菜等，具有消暑清热、促进血液循环、舒张血管的作用。还可多吃些瓜果以清热降暑、生津止渴，如西瓜、猕猴桃、香瓜、黄瓜等。

【药膳厨房】

党参炖乳鸽

原料：党参15克，乳鸽1只，料酒6克，胡椒粉3克，盐3克，鸡精3克，姜3克，葱6克。

做法：将党参用水润透，切段；乳鸽宰杀后，洗净，去内脏及爪，切块，放沸水中去除血水，姜、葱洗净，切片；将原料全部放入炖锅内，加入清水600毫升和其他佐料，置武火上烧沸，再改用文火炖80分钟即可。

功效：补气除湿，降低血压。

请记录
收缩压的测量结果

记录周期	收缩压（mmHg）					
1						
2						
3						
4						
5						
6						
7						
8						
9						
10						
11						
12						
13						
14						
15						

注：人体收缩压正常值范围为90～139mmHg

请记录
舒张压的测量结果

记录周期	舒张压（mmHg）				
1					
2					
3					
4					
5					
6					
7					
8					
9					
10					
11					
12					
13					
14					
15					

注：人体舒张压正常值范围为60～89mmHg

請記录
身体各项指标的测量结果

单位/指标	记录周期														
	1	2	3	4	5	6	7	8	9	10	11	12	13	14	15
请填写 **体 重 记 录**															
千克															
请填写 **BMI计算结果**															
数值															
请勾选 **饮 食 记 录**															
过饱															
正常															
不足															
请勾选 **运 动 记 录**															
过量															
正常															
不足															
请勾选 **情 绪 记 录**															
开心															
正常															
忧伤															

注：BMI是体重的指数。BMI=体重（kg）/身高^2（m^2），成年人BMI的正常值在18.5～23.9之间，BMI<18.5是偏瘦，24≤BMI<28是偏胖，28≤BMI≤32是肥胖，BMI>32是过度肥胖。

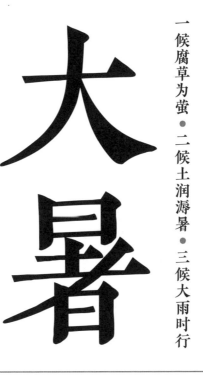

大暑

一候腐草为萤・二候土润溽暑・三候大雨时行

腐草为萤 "季夏三月，腐草为萤"，古人认为大暑之后，腐败的枯草会化为萤火虫。其实是萤火虫将卵产在了枯枝落叶中，大暑时节孵化后，就仿佛是枯草变成了萤火虫。

土润溽暑 溽暑，即潮湿而闷热。大暑时土壤湿润，空气闷热且湿度很高，人们常常感觉不适，是一年中最热最难熬的时节。

大雨时行 大暑节气快要结束时，常有大的雷雨出现，雨势大但持续时间不长。大雨使暑湿减弱，天气渐渐向秋天过渡。

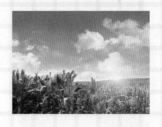

大暑是二十四节气之中的第十二个节气，也是夏季的最后一个节气。大暑时间在每年7月22日或23日，是一年中最热的节气，正值"中伏"前后，此时气温最高，农作物生长最快，大部分地区的旱、涝、风灾也最为频繁，抢收抢种，抗旱排涝防台和田间管理等任务很重。

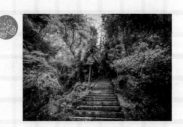

大暑时节为一年中温度最高、阳气最盛的时段，所以防暑降温是大暑养生的重点。在养生理论中常有"冬病夏治"的说法，所以大暑是治疗冬季易发作的慢性疾病的最佳时期。故对于那些有每逢冬季发作的慢性疾病的患者，应在夏季养生中尤其细心调养，重点防治。起居养生与小暑相同，运动养生首先要避开在闷热天气下的过度运动，尽量少出门、少活动，外出时要做好防晒措施，避免晒伤或中暑。

血压降到什么状态最理想

血压水平是否适宜，应视患者的年龄、高血压的严重程度、有无并发症及是否患有其他疾病等综合判断。

1. 老年高血压病患者，一般以收缩压单独升高为主要表现，使收缩压逐步下降到150～160毫米汞柱，并维持在此水平即可。若同时伴有舒张压升高，则宜将舒张压控制在85~90毫米汞柱以下。

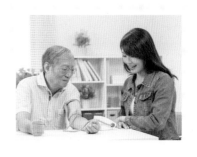

2. 一般高血压病患者若没有严重并发症者，可将血压降至正常范围，即140/90毫米汞柱以下。

3. 儿童及青少年高血压患者应将舒张压控制在90毫米汞柱以下。

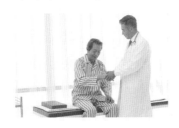

4. 若病程长、并发有冠心病的患者，舒张压不宜降至90毫米汞柱以下，以免诱发急性心肌梗死。

5. 合并有脑供血不足或肾功能不全的患者，降压不宜过快过低，并应遵循逐步降压的原则。

6. 高血压并发糖尿病的患者，为了延缓糖尿病小血管病变的进展，血压可适当降低些，舒张压大于100毫米汞柱者，降到90毫米汞柱；舒张压为90~100毫米汞柱者，进一步降低10毫米汞柱，总之，血压最好能降至120/80毫米汞柱左右。

 如何辨证治疗气血亏虚型高血压

1. 症状：头晕目眩，面色㿠白，唇甲不华，心悸少寐，神疲懒言，舌质淡，脉细弱。

2. 治则：补养气血，健脾安神。

3. 方药：归脾汤。

①组成：党参15克，白术、龙眼肉各12克，茯神、酸枣仁、木香、当归、远志各10克，甘草9克，大枣5枚。

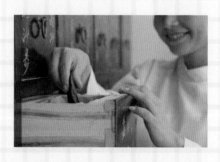

②加减：食少便溏者加茯苓、薏苡仁各12克；形寒肢冷，腹中隐痛加桂枝、干姜各10克；血虚甚者加熟地黄15克，阿胶12克。

4. 用法：水煎，每日1剂，分2次温服。

点刺降压沟及耳尖放血降压

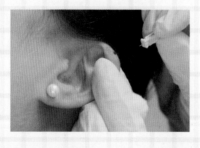

【中医调治】

1. 点刺降压沟

主穴：耳后降压沟。

配穴：痰浊壅盛型配丰隆、足三里、中脘、风池；

阴虚阳亢型配肾俞、太溪、太冲、百会。对有些症状，也可随症配穴，如头痛加至阴，失眠加神门，心悸加内关。

刺血要对准穴区可见的静脉快速点刺，让血自然流出或用手指挤压以助出血，待血色由暗红变清淡或挤不出血时方止。每次一侧耳穴，双耳交替施治。配穴均按常规针刺手法。每日治疗1次，7次为1个疗程。

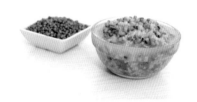

2. 耳尖放血法

取双侧耳尖，常规消毒后，用三棱针或6号注射用针头点刺耳尖穴，每侧放血8～10滴。

【应时而食】

到了大暑节气，面对高温天气，许多人出现精神萎靡、食欲不振等现象。这时由于体温升高，身体系统运作负荷较大，代谢率增加，营养素消耗也随之增加，因此，补充营养更为重要，进补的食物应以健脾清热为主。在饮食应多食用清淡、苦寒、富有营养的食物，多吃容易消化的食物，多喝水，并多喝一些有补气降暑、强健脾胃作用的粥，如薏苡仁小豆粥、绿豆百合粥等。同时，要注意饮食卫生，少喝冷饮，少吃肉、甜食。

【药膳厨房】

拌菠菜

原料：菠菜250克，麻油、盐适量。

做法：将菠菜用水洗净切段，入沸水中烫2～3分钟捞起沥干水分，拌入麻油、盐即可食用。本品宜常食。

功效：滋阴清热，润肠降压。

请记录
收缩压的测量结果

记录周期	收缩压（mmHg）				
1					
2					
3					
4					
5					
6					
7					
8					
9					
10					
11					
12					
13					
14					
15					

注：人体收缩压正常值范围为90～139mmHg

舒张压的测量结果

记录周期	舒张压（mmHg）				
1					
2					
3					
4					
5					
6					
7					
8					
9					
10					
11					
12					
13					
14					
15					

注：人体舒张压正常值范围为60～89mmHg

请记录

身体各项指标的测量结果

单位/指标	记录周期														
	1	2	3	4	5	6	7	8	9	10	11	12	13	14	15
请填写 **体 重 记 录**															
千克															
请填写 **BMI 计算结果**															
数值															
请勾选 **饮 食 记 录**															
过饱															
正常															
不足															
请勾选 **运 动 记 录**															
过量															
正常															
不足															
请勾选 **情 绪 记 录**															
开心															
正常															
忧伤															

注：BMI是体重的指数。BMI=体重（kg）/身高^2（m^2），成年人BMI的正常值在18.5～23.9之间，BMI<18.5是偏瘦，24≤BMI<28是偏胖，28≤BMI≤32是肥胖，BMI>32是过度肥胖。

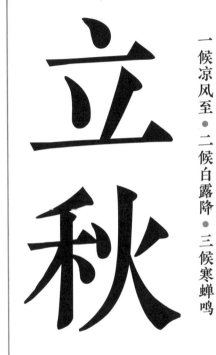

立秋

一候凉风至 · 二候白露降 · 三候寒蝉鸣

凉风至 立秋之后，我国大部分地区开始刮偏北风，偏南风逐渐减少，随着气温的降低，此时的风给人们带来丝丝凉意，已不是酷暑时的热风。

白露降 古人认为立秋后，湿气凝结为露，而秋属金，金在五行中对应白色，故称为"白露"。现代科学表明，立秋后天气逐渐转凉，昼夜温差较大，夜晚空气中的水汽遇冷凝结成水珠，密集地附着在花草树木上。

寒蝉鸣 寒蝉，即秋天的知了。立秋后，知了感知到气温凉爽、光照适宜，于是开始鸣叫求偶。雄蝉通过振动腹部的发声器来鸣叫，吸引雌蝉进行交配。

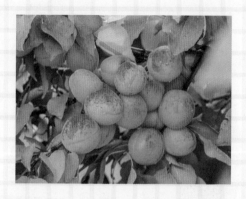

立秋是二十四节气中的第十三个节气，秋天的第一个节气，每年的立秋时间为公历的8月7日或8日。立秋的"立"是开始的意思，"秋"是指庄稼成熟的时期。立秋预示着炎热的夏天即将过去，秋天即将来临。立秋（节气）以后，秋后下一次雨凉快一次，因而有"一场秋雨一场寒"的说法。从气候特点来说，立秋由于盛夏炎热未消，秋阳肆虐，特别是南方很多地区仍处于炎热之中，但夜间的温度有了明显的下降，昼夜温差开始逐步加大。

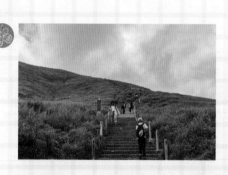

立秋的气候是由热转凉的交接节气，也是阳气渐收，阴气渐长，由阳盛逐渐转变为阴盛的时期，因此秋季养生，凡精神情志、饮食起居、运动锻炼皆以养收为原则。注意情绪调适，做到内心宁静、心情舒畅，运动也要把保护体内的阴气作为首要任务，选择轻松平缓的项目，如晨练、爬山等。起居方面最好做到早睡早起，增加夜里的睡眠时间，并且要盖好被子，防止感冒和着凉。

【疾病认知】

什么是高血压危象

高血压过程中由于某种诱因如神经过度紧张、精神创伤等，使血压急剧升高、病情急剧恶化而引起的一系列神经、

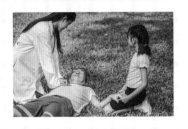

血管加压性危象及某种器官性危象症状，称为高血压危象。高血压危象时的血压值通常收缩压达到或超过200毫米汞柱，舒张压达到或超过130毫米汞柱。发生高血压危象时，小动脉急剧痉挛，可在短时间内发生多个器官或单个器官的不可逆损害，如果不及时进行救治，许多人会出现严重后果，甚至死亡。

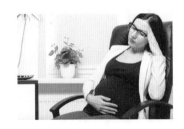

高血压危象既可发生在缓进性高血压的基础上，也可发生在急进性高血压的基础上，既可发生于原发性高血压病患者，也可发生于继发性高血压病患者如肾实质性高血压、妊娠高血压综合征、肾血管性高血压和脑出血等。

【中医视角】

如何辨证治疗瘀血阻滞型高血压

1. 症状：血压升高，头晕头痛，胸闷不适，痛如针刺，舌质紫或舌有瘀点、瘀斑，脉细或涩。

2. 治则：活血化瘀，通络止痛。

3. 方药：通窍活血汤加减。

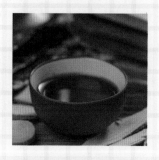

①组成：桃仁、红花、赤芍、川芎各10克，大枣5枚，生姜3片。

②加减：气血不足，加黄芪、当归各12克；头痛明显，则加全蝎、土鳖虫各8克；胸痛甚者，则加郁金、延胡索各10克。

4. 用法：水煎，每日1剂，分2次温服。

百会穴三棱针点刺放血降压

在百会穴处用碘酊或酒精常规消毒后，取三棱针点刺出血并挤压，血液颜色由暗红色变为鲜红色即可。1周3次，每10次为1个疗程。

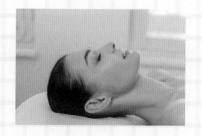

配穴针刺：

1. 肝阳上亢型配太冲、阳陵泉、足临泣、行间，均用泻法。头晕、头痛甚者，加风池；面红目赤者，加行间。

2. 阴虚阳亢型配三阴交、太溪，手法宜用补法。心悸可加内关；失眠加神门；头晕耳鸣甚者，加风池、听宫；腰酸腿软加肾俞。

3. 痰湿壅盛型配足三里、丰隆、脾俞、阴陵泉，手法宜平补平泻。胸脘痞闷、呕恶痰涎加中脘、膻中；肢体麻木重着，动作不灵，加曲池、合谷、环跳。

【应时而食】

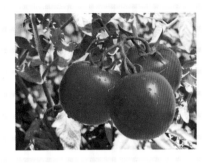

立秋应多吃生津润燥食物。酸味收敛肺气，辛味发散泻肺，秋天宜收不宜散，所以要尽量少吃葱、姜等辛味之品，适当多食酸味果蔬。立秋之后天气由热转凉，人体为了适应这种变化，生理代谢也发生变化，饮食不要过于生冷，以免造成肠胃消化不良，发生各种消化道疾患。秋季燥邪当令，肺为娇脏，与秋季燥气相通，容易感受秋燥之邪。所以，秋令饮食养生应忌过燥的食物，比如一些煎炸类食物、刺激性强、辛辣、燥热的食品。

【药膳厨房】

山药烧豆芽

原料：鲜山药30克，绿豆芽200克，竹笋50克，姜5克，葱10克，盐、味精各3克，植物油30克。

做法：竹笋发透，洗净，撕开成条；绿豆芽洗净，去须根；鲜山药去皮，洗净，切成粗丝；姜切丝；葱切段。锅置火上，加植物油烧热，入姜丝、葱段爆香，随即下绿豆芽、竹笋条、山药丝、盐，炒至断生，调入味精，略炒即可。佐餐食用，每日1次。

功效：补肝益肾，清热解毒，降低血压。

请记录
收缩压的测量结果

记录周期	收缩压（mmHg）				
1					
2					
3					
4					
5					
6					
7					
8					
9					
10					
11					
12					
13					
14					
15					

注：人体收缩压正常值范围为90～139mmHg

舒张压的测量结果

记录周期	舒张压（mmHg）				
1					
2					
3					
4					
5					
6					
7					
8					
9					
10					
11					
12					
13					
14					
15					

注：人体舒张压正常值范围为60~89mmHg

请记录
身体各项指标的测量结果

单位/指标	记录周期														
	1	2	3	4	5	6	7	8	9	10	11	12	13	14	15
请填写 **体 重 记 录**															
千克															
请填写 **BMI计算结果**															
数值															
请勾选 **饮 食 记 录**															
过饱															
正常															
不足															
请勾选 **运 动 记 录**															
过量															
正常															
不足															
请勾选 **情 绪 记 录**															
开心															
正常															
忧伤															

注：BMI是体重的指数。BMI=体重（kg）/身高^2（m^2），成年人BMI的正常值在18.5~23.9之间，BMI<18.5是偏瘦，24≤BMI<28是偏胖，28≤BMI≤32是肥胖，BMI>32是过度肥胖。

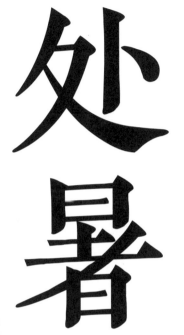

处暑

一候鹰乃祭鸟 • 二候天地始肃 • 三候禾乃登

鹰乃祭鸟 祭鸟，即将鸟像祭品一样摆放。处暑时节可供鹰捕食的鸟类数量很多，鹰捕捉到鸟类后并不立刻食用，而是摆放在地上，如同祭祀一般。

天地始肃 肃有萎缩、凋零的意思。处暑之后，天气逐渐变冷，万物开始凋零，天地间充满肃杀之气。古时有"秋决"的说法，即顺应天地肃杀之气而行刑。

禾乃登 禾是黍、稷、稻等农作物的总称，登是成熟的意思。处暑时节，水稻、小麦、高粱等农作物相继成熟，进入收获的季节，田间一片繁忙的景象，家家户户洋溢着丰收的喜悦。

【节气概述】

处暑是二十四节气之中的第十四个节气，也是秋季的第二个节气，时间在每年公历8月23日或24日。处暑，即为"出暑"，是

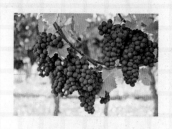

炎热离开的意思，意味着即将进入气象意义的秋天，处暑过后，我国黄河以北地区气温逐渐下降，但白天仍然较热，早晚凉，昼夜温差大，气温下降明显，降水减少，空气湿度也比较低。

【节气养生】

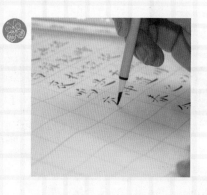

处暑节气正是处在由热转凉的交替时期，自然界的阳气由疏泄趋向收敛，人体内阴阳之气的盛衰也随之转换，所以处暑养生要以保护阳气为主，且夏季过多的耗损也应在此时及时补充，所以秋季亦应特别重视养生。首先要改变夏季晚睡习惯，做到早睡早起，还要适当午睡。入睡后腹部要多盖一些衣被，以防腹部受凉，诱发感冒、腹泻。可多安排些就地取材的运动，如扩胸运动、擦玻璃、远眺。适当进行户外运动，如快走、登山、打球等，以排除夏季郁积在体内的湿热，提高抵抗力，在精神上处暑时要注意收敛神志，使神志安宁、情绪安静，切忌情绪大起大落，平时可通过听音乐、练习书法、钓鱼等方式以安神定志。

如何应对突发的高血压危象

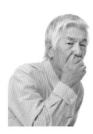

1. 如果患者的血压突然升高，并伴有恶心、呕吐、剧烈头痛、惊慌、视物模糊等症状，说明患者可能已经发生了高血压脑病，这时家属应马上让患者卧床，及时给患者服用降压药和镇静药，并及时将患者送到医院进行系统治疗。

2. 如果患者突然出现了心慌、气短、口唇发绀、肢体活动失灵、咳出粉红色泡沫样痰等症状，说明该患者可能发生了急性左心衰竭。这时家属应该迅速让患者坐起来，双腿下垂。如果有条件应马上让患者吸氧，并立即送往医院。

3. 如果患者突然出现了心前区疼痛、胸闷、面色苍白、出冷汗等症状，说明该患者出现了心绞痛，此时应让患者马上卧床，立即让其在舌下含服一片硝酸甘油，并进行吸氧，同时应快速将患者送往医院。

4. 如果患者出现了头痛、呕吐且伴有肢体麻木、瘫痪及意识障碍等症状，家属应立即让患者平卧，并让患者的头部向一侧倾斜，以防止患者把呕吐物吸入气道引起窒息，同时应立即把患者送往医院急救。

中西医结合是治疗高血压的最佳方案

高血压目前尚无特效疗法，已经面世的许多降压西药虽然可有效地控制血压，但均有一定的毒副作用，且需长期服用，甚至终身服药。中药治疗高血压的疗效是肯定的，且具有降压平稳、症状改善明显、毒副作用少等优点。它着眼于整体调理而降压，并通过调整机体阴阳的平衡，纠正功能失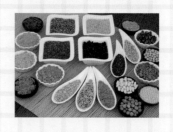调，改善症状，减少病痛，从而提高生活质量。但也存在起效较慢降压幅度较小的不足之处。目前，专家提出采用中西医结合疗法乃是治疗高血压的最佳方案。

【中医调治】

 高血压病人常用的8个按摩降压穴位

1. 人迎穴：位于颈部，喉结旁，当胸锁乳突肌的前缘，颈总动脉搏动处。

2. 巨阙穴：位于上腹部，前正中线上，当脐中上6寸。

3. 劳宫穴：位于手掌心，当第2、3掌骨之间偏于第3掌骨，握拳屈指时中指尖处。

4. 足三里穴：位于小腿外侧，犊鼻下3寸，犊鼻与解溪连线上。

5. 后溪穴：在小指尺侧，第5掌骨小头后方，当小指展肌起点外缘。

6. 涌泉穴：位于足底部，蜷足时足前部凹陷处，约当足底第2、3趾趾缝纹头端与足跟连线的前1/3与后2/3交点上。

7. 风池穴：位于后颈部，后头骨下，两条大筋外缘陷窝中，相当于耳垂平齐。

　　8. 合谷穴：在手背，第1、2掌骨间，当第2掌骨桡侧的中点处。

【应时而食】

秋燥最易伤人体津液，建议多食蔬菜、水果等含有大量水分的食物，以补充人体的津液，防止自己在随后的日子里因为津气亏虚而患病。可以选择多吃点葡

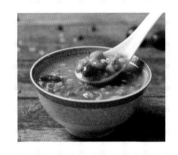

萄、蜂蜜、百合、莲子等清补之品，少吃韭菜、大蒜、葱、姜等辛辣煎炸的热性食物和调味品，尽量少吃寒凉食物，忌大量生食瓜果。另外，随着气候渐渐干燥，身体里肺经当值，这时可多吃滋阴润燥的食物，防止燥邪伤肺。

【药膳厨房】

决明烧茄子

原料：决明子30克，茄子500克，植物油250克，蒜片、淀粉、盐各适量。

做法：将决明子捣碎加适量水，煎30分钟，去药渣后浓缩汁至两茶匙待用。再把茄子切成斜片。把植物油放入锅中烧热，把茄子炸至两面金黄，捞出控油。另将锅内余油留下再放在火上，用蒜片爆锅后把炸好的茄片入锅，把决明子药汁中加入淀粉调匀倒入锅内翻炒，加盐调味即成。

功效：清肝降逆，润肠通便降压。

请记录
收缩压的测量结果

记录周期	收缩压（mmHg）				
1					
2					
3					
4					
5					
6					
7					
8					
9					
10					
11					
12					
13					
14					
15					

注：人体收缩压正常值范围为90～139mmHg

舒张压的测量结果

记录周期	舒张压（mmHg）				
1					
2					
3					
4					
5					
6					
7					
8					
9					
10					
11					
12					
13					
14					
15					

注：人体舒张压正常值范围为60~89mmHg

请记录

身体各项指标的测量结果

单位/指标	记录周期														
	1	2	3	4	5	6	7	8	9	10	11	12	13	14	15
请填写 **体 重 记 录**															
千克															
请填写 **BMI计算结果**															
数值															
请勾选 **饮 食 记 录**															
过饱															
正常															
不足															
请勾选 **运 动 记 录**															
过量															
正常															
不足															
请勾选 **情 绪 记 录**															
开心															
正常															
忧伤															

注：BMI是体重的指数。BMI=体重（kg）/身高^2（m^2），成年人BMI的正常值在18.5～23.9之间，BMI<18.5是偏瘦，24≤BMI<28是偏胖，28≤BMI≤32是肥胖，BMI>32是过度肥胖。

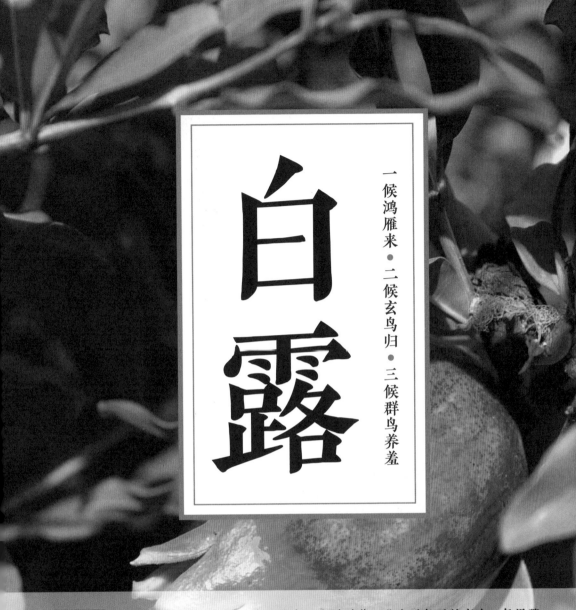

白露

一候鸿雁来 ● 二候玄鸟归 ● 三候群鸟养羞

鸿雁来	鸿雁即大雁，是一种季节性候鸟。白露时节，北方天气开始变冷，气温骤降，已不再适合大雁生存，大雁便飞往南方越冬。与雨水第二候"候雁北"对应，大雁在雨水时节飞来北方，白露时节飞回南方。
玄鸟归	玄鸟即燕子，是一种与人亲近的益鸟。白露时节，气温降低，庄稼收割结束，燕子的食物减少，它们便启程飞回南方度过冬天。与春分第一候"元鸟至"对应，燕子在春分时节飞来北方，白露时节飞回南方。
群鸟养羞	羞即馐，美食的意思。养羞即储藏食物。秋天是收获的季节，各种植物的种子都可供鸟类食用，鸟类会将种子作为食物带回自己的巢中以备冬季食用。

【节气概述】

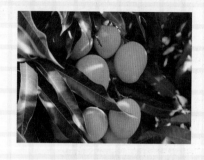

白露是二十四节气中的第十五个节气，也是秋季的第三个节气，时间在公历每年9月7日或8日。露是由于温度降低，水汽在地面或近地物体上凝结而成的水珠。所以，白露实际上是象征天气已经转凉。这时，人们就会明显地感觉到炎热的夏天已过，而凉爽的秋天已经到来。阳气是在夏至达到顶点，物极必反，阴气也在此时兴起。到了白露，阴气逐渐加重，清晨的露水随之日益加厚，凝结成一层白白的水珠，所以就称之为白露。

【节气养生】

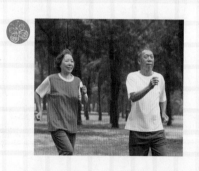

白露是整个一年中昼夜温差最大的一个节气。白露以后，气温开始下降，天气转凉，人们容易出现口干、唇干、咽干、皮肤干燥等症状，这就是典型的"秋燥"。秋季对应的是肺，因此白露时节养生重在养肺。此时要注意早晚添加衣被，不能袒胸露背，睡卧不可贪凉，要注意足部保暖。运动强度可适当加大，选择慢跑、打太极拳、体操、导引等，以汗出但不疲倦为度。白露时节，肺气清肃，此时情绪不能波动太大，特别是悲秋之人，要保持情绪稳定，凝神定志，以免影响肺气。

【疾病认知】

妊娠期高血压

　　妇女在妊娠期间由于周围血管阻力降低，血压常较妊娠前有所降低。而有些妇女在孕前血压正常或偏低，怀孕后其舒张压可升高至85毫米汞柱以上（排除继发性的血压升高）。此种高血压可称为妊娠高血压。其

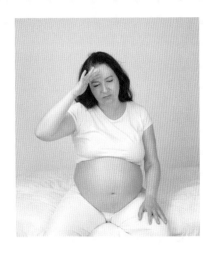

发病率可占妊娠妇女的30%，多与患者的血容量增加、周围血管痉挛及激素水平增高有关。在临床上，对这种类型的高血压患者应特别慎重，一般应在专科医生的指导下进行治疗。

【中医视角】

如何区分高血压的病理因素

　　高血压病的病理因素有风、火、痰、瘀等。这四者常常不是单一出现的，而是相互影响、相互夹杂、互为因果的。同一个病人，可同时存在两种或两种以上病理

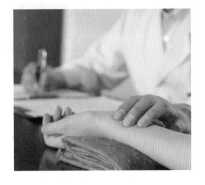

因素，也可以几种因素交替出现，或一个病理因素未去，新的问题接踵而来。临证之时，一定要明辨它们的主次、

轻重、缓急，分别给予不同的治疗方药。如火旺者予以泻火清热，风动者予以息风止痉，痰阻者予以化痰通络，瘀滞者予以祛瘀行血。或两三种方法同时应用，或先用一法，后用他法，凡此种种，都要根据具体的病情而定。

【中医调治】

高血压病患者按摩疗法宜忌

高血压患者的按摩降压，一是要注意手法，按摩要求熟练掌握常用手法的基本要领，动作准确，用力均匀，手法柔和，避免缓急不匀、轻重不均的

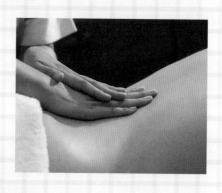

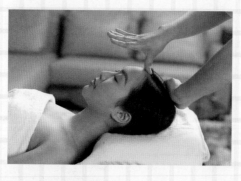

现象。初次进行按摩时，应尽量采用轻手法，以后根据患者适应情况逐渐加大手法力度。二是要选择合适体位，按摩操作时应摆好患者体位，以患者舒适、不易疲劳、操作方便为宜，冬季注意保暖，避免受凉。三是对高血压病的治疗要有一定的时间，每次按摩时间必须符合要求，每个疗程按摩次数也必须坚持进行，避免敷衍了事。任意缩短时间、减少次数都会影响疗效。

【应时而食】

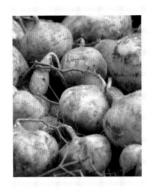

　　秋季人体的精气开始收藏，这有利于补品的吸收藏纳，有助于改善脏腑功能，增强人体体质，正是进补的大好时机，可选用补而不峻、防燥不腻的平补之品。白露时节心脏气微，肺金用事，宜减苦增辛，助筋补血，以养心肝脾胃。饮食上既要注意多吃辛味食物，也不宜进食太饱，以免肠胃积滞，变生胃肠疾病。因为夏季气血都在体表四肢，内里胃肠空虚，秋季是一个机体气血由外走内的季节，白露时胃肠气血未充，此时若饮食不注意便要生病，因此不可进食太饱，使肠胃壅塞，另一方面，也要预防秋燥，饮食上多吃辛润食物，如梨、百合、甘蔗、芋头、沙葛、萝卜、银耳、蜜枣等。也可结合药膳进行调理。

【药膳厨房】

醋制黑豆

原料：黑豆200克，醋30克。

做法：把黑豆去杂质，洗净，烘干。把炒锅置武火上烧热，加入黑豆，用锅铲不停地翻炒，改用文火，听见轻微爆炸声，离开火口，待响声停止，重将锅置文火上，加入醋，炒干即成。

功效：补肝肾，降压。

请记录
收缩压的测量结果

记录周期	收缩压（mmHg）				
1					
2					
3					
4					
5					
6					
7					
8					
9					
10					
11					
12					
13					
14					
15					

注：人体收缩压正常值范围为90～139mmHg

舒张压的测量结果

记录周期	舒张压（mmHg）				
1					
2					
3					
4					
5					
6					
7					
8					
9					
10					
11					
12					
13					
14					
15					

注：人体舒张压正常值范围为60～89mmHg

请记录
身体各项指标的测量结果

单位/指标	记录周期														
	1	2	3	4	5	6	7	8	9	10	11	12	13	14	15
请填写 **体 重 记 录**															
千克															
请填写 **BMI计算结果**															
数值															
请勾选 **饮 食 记 录**															
过饱															
正常															
不足															
请勾选 **运 动 记 录**															
过量															
正常															
不足															
请勾选 **情 绪 记 录**															
开心															
正常															
忧伤															

注：BMI是体重的指数。BMI=体重（kg）/身高^2（m^2），成年人BMI的正常值在18.5～23.9之间，BMI<18.5是偏瘦，24≤BMI<28是偏胖，28≤BMI≤32是肥胖，BMI>32是过度肥胖。

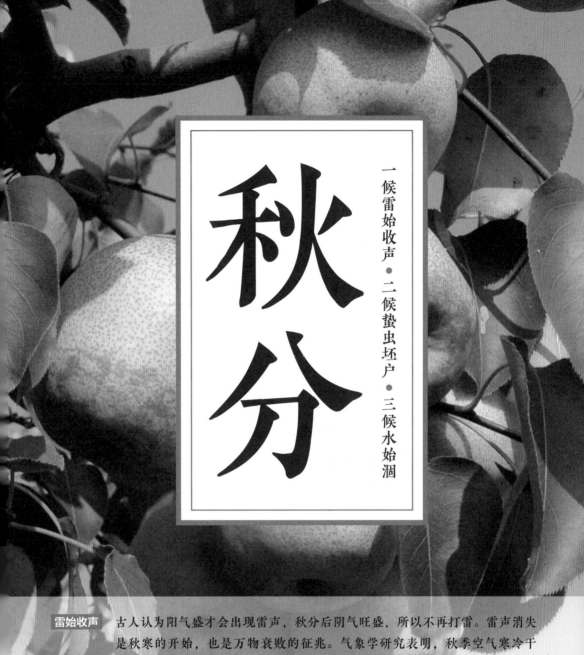

秋分

一候雷始收声 • 二候蛰虫坯户 • 三候水始涸

雷始收声 古人认为阳气盛才会出现雷声，秋分后阴气旺盛，所以不再打雷。雷声消失是秋寒的开始，也是万物衰败的征兆。气象学研究表明，秋季空气寒冷干燥，太阳辐射较弱，空气不易形成剧烈对流，因而很少发生雷阵雨。

蛰虫坯户 坯，也写作培，用土建造的意思；坯户，即用土将洞穴封住。秋分后，天气变冷，蛰居的昆虫开始藏入洞穴中，并用土将洞口封住，防止寒气侵入。

水始涸 秋分后降水量开始减少，同时由于天气干燥，水汽蒸发较快，因此湖泊河流水量变少，沼泽和水洼处于干涸状态。

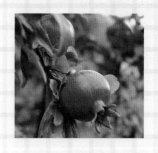

【节气概述】

秋分是二十四节气中的第十六个节气，秋季的第四个节气。时间一般为每年的9月22日或23日。南方的气候由这一节气起才始入秋。从这一天起，太阳直射位置开始由赤道向南半球推进，北半球白天逐渐变短，黑夜逐渐变长。根据我国农历的秋季论，这一天正好是秋季90天的一半，故而称为秋分。秋分之后，气温逐渐下降，昼夜温差逐渐增大，天气越来越冷。

【节气养生】

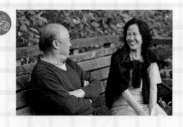

秋分节气的到来，意味着真正的秋季已经来临。作为昼夜相等的节气，人们在养生中也应本着阴阳平衡的规律，使机体保持"阴平阳秘"的状态。起居宜早睡早起，运动宜选择轻松平缓、活动量不大的项目，以顺应秋季"养收"的原则。在精神方面，要保持精神愉悦和情绪稳定，避免紧张、焦虑、恼怒等不良情绪的刺激。

【疾病认知】

什么叫体位性高血压

有些患者取卧位时血压正常，取立位时血压升高，且排除了继发性血压升高，此种高血压可称为体位性高血压。体位性高血压多为轻型高血压，一般情况下，血压变动的幅度不会超过10毫米汞柱。而体位性高血压的患者血压变动则可超过15毫米汞柱，且常伴有体位性心动过速等症状。研究证实，体位性高血压的形成多与交感神经兴奋性增强有关。因此在治疗时，患者不必急于使用降压性药物，而应通过体育锻炼和心理治疗等来促进神经调节功能的改善。

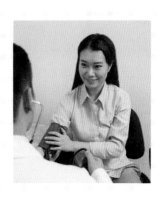

降血压时必须重视兼症的调理

长期罹患高血压病者，除所表现的头痛、头胀或头晕外，常伴有失眠多梦，大便干燥数日一行，或下肢浮肿，小便不利等兼症，这些兼症常与高血压相互为患。在运用中药治疗主症的同时，还应针对兼症合理用药。

如兼见失眠多梦者，宜加柏子仁、炒酸枣仁、茯神、生龙骨、生牡蛎等。

如兼见大便干结，数日一行，属热结者可用大黄、瓜蒌仁、玄明粉等，属肠燥便秘者可用郁李仁、火麻仁、桃仁等，属阳虚便秘者可用肉苁蓉、核桃仁等。

如兼见下肢浮肿、小便检查无异常者，有朝轻暮重倾向，多属气虚不能化湿，宜用防己黄芪汤加减，常用汉防己、生黄芪、陈皮、生薏苡仁、生白术、扁豆衣等，并适当加活血药如益母草、红花等。

若有其他兼症较为突出者，亦当究其因而治之，如此方能提高降压效果。

【中医调治】

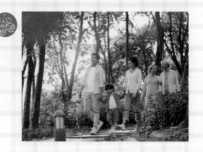

头部按摩降压法

中医学认为，"头为诸阳之会"，人体十二经脉和奇经八脉都聚会于头部，头部就有几十个穴位。正确的按摩并养成一些良好习惯对高血压病患者可以起到意想不到的保健作用，同时可以缓解高血压病引起的头晕等症状。

1. 推发降压

一是两手虎口相对分开放在耳上发际，示指在前，拇指在后，由耳上发际推向头顶，两虎口在头顶上会合时把发上提。反复10次，操作时稍用力。此外，两掌自前额像梳头样向脑部按摩，至后颈时两掌手指交叉以掌根挤压后颈，有降压的作用。

二是两手示指自印堂穴向上沿眉梢左右向外按摩至两侧太阳穴，并揉摩拍击印堂、太阳穴各十几次，并按摩风池等穴各十几次，能缓解高血压病引起的头晕、头胀、头痛。

2. 叩头降压

双手五指分开成半曲状，用指端由前发际向后叩击，反复叩击12次，叩时要用力均匀并稍用力。也可用右手（左手也可）五指并拢，用掌指击百会穴36次。要求击时手掌动作要半起半落，力量尽可能均匀。此法可以缓解高血压病的头部症状。

【应时而食】

秋分时节，饮食上要特别注意预防秋燥，要注意多吃一些清润、温润为主的食物，比如芝麻、核桃、糯米、蜂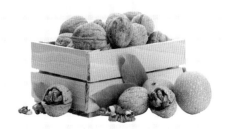蜜等，萝卜、鸭肉、百合都是很好的润肺健脾食品，梨、苹果及葡萄等是此时最佳的水果，而瓜类多属阴寒性质，多吃会伤脾胃，所以此时应少吃。秋季是进补的季节，如果要进补，要分清虚实，不是虚证的病人不宜使用补药，无病则不需要进补。

【药膳厨房】

山药炒桃仁

原料：山药300克，黄瓜30克，核桃仁、红彩椒丁、黄彩椒丁、葱花、姜末、盐、水淀粉、木耳、植物油各适量。

做法：将山药洗净，去皮；将黄瓜洗净，去皮。将黄瓜切成片；将山药切成片。将切好的山药片和黄瓜片放入沸水中焯烫，捞出备用。炒锅置于火上，倒入植物油，加热后放入葱花、姜末煸出香味。放入山药片、黄瓜片翻炒均匀，加入少量的水。加入适量的盐调味，放入水淀粉、木耳大火翻炒收汁，加入核桃仁、红彩椒丁、黄彩椒丁炒匀即可。

功效：补脾养胃，降血压。

收缩压的测量结果

记录周期	收缩压（mmHg）				
1					
2					
3					
4					
5					
6					
7					
8					
9					
10					
11					
12					
13					
14					
15					

注：人体收缩压正常值范围为90～139mmHg

舒张压的测量结果

记录周期	舒张压（mmHg）				
1					
2					
3					
4					
5					
6					
7					
8					
9					
10					
11					
12					
13					
14					
15					

注：人体舒张压正常值范围为60～89mmHg

请记录
身体各项指标的测量结果

单位/指标	记录周期														
	1	2	3	4	5	6	7	8	9	10	11	12	13	14	15
请填写 **体 重 记 录**															
千克															
请填写 **BMI 计算结果**															
数值															
请勾选 **饮 食 记 录**															
过饱															
正常															
不足															
请勾选 **运 动 记 录**															
过量															
正常															
不足															
请勾选 **情 绪 记 录**															
开心															
正常															
忧伤															

注：BMI是体重的指数。BMI=体重（kg）/身高^2（m^2），成年人BMI的正常值在18.5～23.9之间，BMI<18.5是偏瘦，24≤BMI<28是偏胖，28≤BMI≤32是肥胖，BMI>32是过度肥胖。

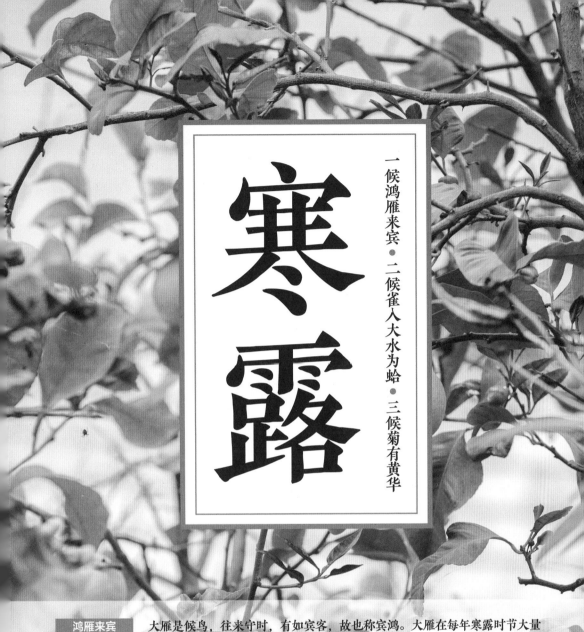

寒露

一候鸿雁来宾 · 二候雀入大水为蛤 · 三候菊有黄华

鸿雁来宾　大雁是候鸟，往来守时，有如宾客，故也称宾鸿。大雁在每年寒露时节大量从繁殖地迁往越冬地，常常排成"一"字形或"人"字形的队列大举南迁。

雀入大水为蛤　雀指麻雀类的小鸟，蛤是可食用的双壳贝类的统称。寒露之后，雀鸟都不见了，海边出现很多蛤蜊，贝壳的条纹和颜色与雀鸟很像，古人便以为蛤蜊是雀鸟变成的，事实并非如此，只是那时候气温降低，雀鸟隐藏了起来。

菊有黄华　华即花，菊花是经长期人工选择培育出的名贵观赏花卉，中国十大名花之一。寒露时节，菊花大多都已开放，因此民间有赏菊和饮菊花酒的习俗。在古神话传说中菊花还被赋予了吉祥、长寿的含义。

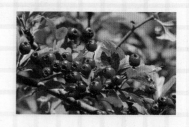

【节气概述】

　　寒露是二十四节气中的第十七个节气，秋季的第五个节气，时间在公历每年10月8日或9日。寒露是反映天气现象和气候变化的节气，也是二十四个节气中第一个以"寒"字命名的节气，意味着天气由"秋凉"向"秋寒"转变。寒露时节，昼夜温差进一步增大，降水明显减少，雨季结束，此时光照充足，是全年日照率最高的节气。

【节气养生】

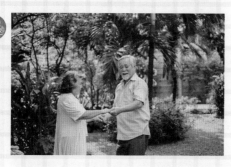

　　从寒露开始，雨水渐少，天气干燥，人体的汗液蒸发很快，因而常出现皮肤干燥、皱纹增多、口干咽燥、干咳少痰等症状，所以养生的重点是养阴防燥、润肺益胃。在起居上，随着天气转凉适当增添衣服，保证睡眠充足，注意劳逸结合，以保养体内阳气。多参加一些户外锻炼，适当增加运动量，以提高身体的抗寒能力。

【疾病认知】

得了高血压，但没有症状也需要治疗吗

　　是的，需要治疗。血压的高低与所发生的并发症状密切相关，而与患者自身有无高血压症状无关。大约有50%的高血压患者没有症状。但是即使没有高血压症状，高血压对人体脏器的损害也持续存在着。既然这种持续的损害存在着，那么就必须用药治疗。因此得了高血压病不能因为无明显症状就不去管它，不能凭着感觉来确定是否需要治疗，而是应该早治疗，终身治疗。

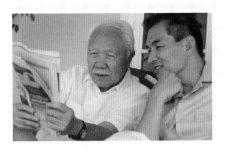

【中医视角】

常用的降压药枕有哪些

近年来，医生针对高血压的特点，运用中医学辨证论治理论，筛选出些既适合作药枕，又有降压、镇静、安神作用的中药，根据不同

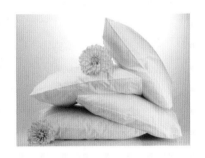

病人的具体病情，选择一种或几种做枕芯，制成软硬适度，清香宜人的药物枕头，用于高血压的防治保健，取得了较好的疗效。

1. 菊花枕：取白菊花2000克，充分晒干或烘干，装入枕芯，制成药枕。功效：平肝泻火，明目降压。主治肝火上炎或肝阳上亢型高血压病。

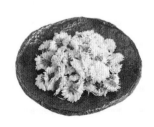

2. 决明枕：取决明子3000克（或加菊花等份），先用冷水将决明子淘洗一遍，晒干或烘干，装入枕芯，制成药枕。功效：平

肝降火，明目降压。主治肝火上炎型高血压病。

3. 荷叶菖蒲枕：取荷叶1000克，菖蒲600克，切碎，研成粗末，晒干或烘干，装入枕芯，制成药枕。功效：化痰降浊，清暑降压。主治痰浊内蕴型高血压病。

4. 黑豆磁石枕：取黑豆、生磁石各1000克，先将生磁石打碎至高粱米粒大小，与黑豆混合拌匀，装入枕芯，制成药枕。功效：滋补肝肾、养阴降压，主治肝肾阴虚型高血压病。

 耳部按摩降血压

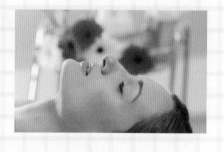

耳部按摩疗法已经被证实具有一定的稳定血压作用，不仅可以预防高血压病，对轻型高血压病具有良好的治疗效果，而且对中型和重型高血压病具有良好的辅助治疗作用。

1. 取穴：降压沟、降压点、肝、肾、内分泌、肾上腺、耳轮部、耳背部。

2. 按摩方法：以双手示指或示指及中指之指腹，从上而下按摩双耳背之降压沟6分钟，频率为每分钟约90次，以红热为度；捻耳轮部6分钟，频率为每分钟约90次，重点捻耳尖；掌擦耳背部，频率为每分钟约120次，其余穴位用耳压法贴王不留行籽治疗。每次轮换选用3~4

个穴位，左右耳交换治疗。如是轻型高血压病患者，贴后每天早晚2次按压即可，如果中型或重型患者，应适当增加按压次数。

【应时而食】

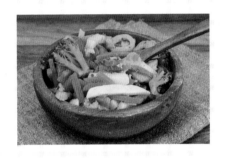

寒露节气应在平衡饮食的基础上，根据个人的具体情况，适当多食甘淡滋润的食品，既可补脾胃，又能养肺润肠。多食粳米、糯米做成的粥以健脾胃、补中气。为防秋燥还要多吃些润肺润燥的新鲜瓜果蔬菜，水果有梨、柿、香蕉等，蔬菜有胡萝卜、冬瓜、藕、银耳等及豆类、菌类、海带、紫菜等。瓜果蔬菜中含有丰富的水分、维生素、膳食纤维等，对预防寒露时节出现的口鼻目干、皮肤粗糙、大便秘结等现象都很有好处。中老年人和慢性病患者应多吃些大枣、莲子、山药、鸭、鱼、肉等食品。

【药膳厨房】

鸭肉菊荷芹菜

原料：鸭肉200克，菊花12克，荷叶1张，芹菜200克，白糖10克。

做法：先将菊花、荷叶、芹菜煎汁去渣，再同鸭肉、白糖共炖熟服食。

功效：滋阴清热，利水消肿，益血降压。

请记录
收缩压的测量结果

记录周期	收缩压（mmHg）					
1						
2						
3						
4						
5						
6						
7						
8						
9						
10						
11						
12						
13						
14						
15						

注：人体收缩压正常值范围为90～139mmHg

舒张压的测量结果

记录周期	舒张压（mmHg）					
1						
2						
3						
4						
5						
6						
7						
8						
9						
10						
11						
12						
13						
14						
15						

注：人体舒张压正常值范围为60～89mmHg

请记录
身体各项指标的测量结果

单位/指标	记录周期														
	1	2	3	4	5	6	7	8	9	10	11	12	13	14	15
请填写 **体 重 记 录**															
千克															
请填写 **BMI计算结果**															
数值															
请勾选 **饮 食 记 录**															
过饱															
正常															
不足															
请勾选 **运 动 记 录**															
过量															
正常															
不足															
请勾选 **情 绪 记 录**															
开心															
正常															
忧伤															

注：BMI是体重的指数。BMI=体重（kg）/身高^2（m^2），成年人BMI的正常值在18.5～23.9之间，BMI<18.5是偏瘦，24≤BMI<28是偏胖，28≤BMI≤32是肥胖，BMI>32是过度肥胖。

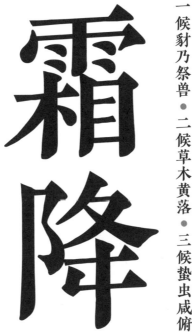

霜降

一候豺乃祭兽 ● 二候草木黄落 ● 三候蛰虫咸俯

豺乃祭兽 豺的体形与狗相似，但比狼要小，有短而圆的耳朵，四肢较短，尾巴与狐狸相似。背部有红棕色毛，毛尖黑色，腹部毛较浅。霜降时，豺开始大量捕猎，没有吃完的猎物摆放在地面，从人类视角来看，就像在祭祀兽神。

草木黄落 霜降时节，秋天已经快要结束，花草树木的叶子因天气寒冷而变黄脱落。我国大部分树木为落叶树木，秋天时叶子会变黄脱落；部分树木为常绿树木，秋天时叶子仍保持绿色且不会变黄脱落。

蛰虫咸俯 蛰虫指藏在土中过冬的虫子，咸有"都"的意思，俯是潜伏、卧伏的意思。霜降之后，马上要进入冬季，需要冬眠的虫子都钻入洞穴之中，准备进入冬眠，度过寒冬。

霜降是二十四节气中的第十八个节气，也是秋季的最后一个节气，时间在每年公历10月23日或24日。霜降节气天气逐渐变冷、露水凝结成霜，意味着冬天的开始。我国南方进入秋

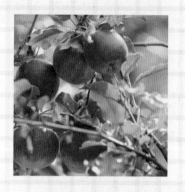

收季节，黄河流域出现初霜，树木枯黄，开始落叶。

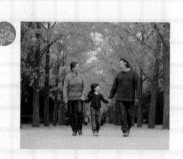

霜降时节养生要顺应外界自然的变化，使人和自然达到一种和谐状态。这种和谐状态是指身体各部分间正常生理功能的平衡，以及身体功能与自然界物质

交换过程中的相对平衡。根据中医养生学的观点，在四季五补的相互关系上，应以秋季润肺为原则。霜降养生首先要重视保暖，其次要防秋燥，运动量可适当增加。

血压降到正常水平时就可以停服降压药吗

不可以。对于高血压的治疗需要长期进行，而且大多数患者需要终生服药。但在现实生活中许多高血压病人在服了降压药、血压得到控制之后就立即停药。他们认为血压正常了，高血压病就等于治好了，这样的做法和认识都是错误的。服了降压药，血压变得正常了，只能说明所选择的降压药物有效。如果不坚持服药，等药物在体内的

作用消失了，血压还会重新升高，血压一升高，就存在出现高血压并发症的危险。所以，高血压病人通过服降压药使血压正常后，还应持续服药或请专科医师指导，调整服药的剂量，但不可擅自停药。

 中药足浴法治疗高血压（调治高血压常用足浴处方）

1. 茺蔚子50克，桑白皮、桑叶各30克。将上药加水浸泡30分钟，水煎取汁约1500毫升，稍凉后倒入脚盆中，趁热洗浴双脚，并配合按揉涌

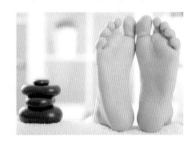

泉穴。通常每次20～30分钟，每晚睡前足浴1次。清肝泻火，平肝明目，适用于肝火亢盛型高血压病。

2. 当归、白芍各50克，桑寄生45克，生地黄25克。将上药加水浸泡30分钟，水煎取汁，趁热洗浴双脚。通常每次20～30分钟，每日足浴2～3次。补气血，养肝肾。适用于肝肾阴虚型、气血不足型高血压病。

3. 臭梧桐嫩枝叶300克，冰片少许。将臭梧桐枝叶切碎，加水浸泡30分钟，水煎取汁，再加入冰片搅匀，趁热洗浴双脚。通常每次20～30分钟，每日足浴1～2次。降血压，祛风湿，适用于高血压病，能减轻头晕、头痛等症状。

4. 白芷5克，荷叶50克，石菖蒲40克。将上药加水浸泡30分钟，水煎取汁，趁热洗浴双脚。通常每次20～30分

钟，每日早、晚各足浴1次。化痰降浊，降压利窍，适用于痰浊内蕴型、脾虚肝旺型高血压病。

全身按摩法降血压

患者取坐位，头微仰，闭目，术者立于其后，双手拇指相并，其余手指分别置于头部两侧，按揉风府、后顶、百会穴至前顶穴，止于神庭穴，然后双手拇指分向两边，揉按两侧的本神、头维、脑空穴至风池穴，每次揉按3～5分钟。接着在头顶部用五指拿法，至颈项部改用三指拿法，从百会穴向后下方，再沿颈椎两侧拿至大椎穴两侧，重复3～4次，并重点按摩百会、风池、大椎穴。继之用一指禅推法，从风府穴沿颈椎向下至大椎穴往返治疗，时间为2～3分钟。

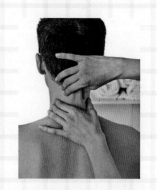

患者再取俯卧位，术者坐于患者一侧，从长强穴开始，用手掌大小鱼际部沿脊柱向上推按至大杼穴，再由大杼穴向下推按至长强穴，如此反复2～3次，并重点点按气海俞、肾俞、脾俞、肝俞、心俞穴。之后从足三里穴开始至足踝部，用拿捏法拿捏双下肢小腿，并分别点按足三里、三阴交、太冲、涌泉穴3～5次。最后患者取坐位，伸出前臂，术者一手托住患者前臂，另一手拇指按揉肩髃、曲池、内关、合谷穴各1分钟，结束治疗

【应时而食】

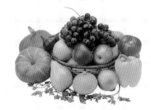

霜降进补以保暖润燥、健脾养胃为主，可以适当多吃苹果、梨、洋葱，少吃生冷的食物，不要暴饮暴食，同时还要注意胃部的保暖。

霜降时节应多喝温开水，以生津润燥，多吃健脾养阴的食物，如萝卜、蜂蜜、栗子、百合、牛肉、鸡肉等。适合此时吃的食物还有白薯、山药、山芋、荸荠，多吃大枣、芝麻、百合、蜂蜜、核桃等食物，也能起到保健作用。

秋天阳气渐衰，阴气渐盛，要注意收敛阳气，在饮食中适量增加酸味食物，如山楂、五味子等。

【药膳厨房】

山楂肉片

原料：山楂片100克，猪腿精肉250克，荸荠50克，料酒、葱花、姜末、盐、味精、植物油各适量。

做法：将山楂片洗净，加水浓煎2次，每次40分钟，合并2次煎液，文火浓缩药汁约100毫升。猪腿精肉洗净，切成薄片，沾匀以蛋清、淀粉调成的白糊备用。荸荠洗净，去外皮后切片。炒锅置火上，加植物油烧至六成热时，将肉片糊下锅炸至浮起，呈黄白色时，捞出滤油。锅留底油，加荸荠片熘炒，加山楂浓汁及肉片，加料酒、葱花、姜末，翻炒出香，加盐、味精，略炒数次即成。

功效：滋补肝肾、泄浊降压。

请记录
收缩压的测量结果

记录周期	收缩压（mmHg）				
1					
2					
3					
4					
5					
6					
7					
8					
9					
10					
11					
12					
13					
14					
15					

注：人体收缩压正常值范围为90～139mmHg

请记录
舒张压的测量结果

记录周期	舒张压（mmHg）				
1					
2					
3					
4					
5					
6					
7					
8					
9					
10					
11					
12					
13					
14					
15					

注：人体舒张压正常值范围为60~89mmHg

请记录
身体各项指标的测量结果

单位/指标	记录周期														
	1	2	3	4	5	6	7	8	9	10	11	12	13	14	15
请填写 **体 重 记 录**															
千克															
请填写 **BMI 计 算 结 果**															
数值															
请勾选 **饮 食 记 录**															
过饱															
正常															
不足															
请勾选 **运 动 记 录**															
过量															
正常															
不足															
请勾选 **情 绪 记 录**															
开心															
正常															
忧伤															

注：BMI是体重的指数。BMI=体重（kg）/身高^2（m^2），成年人BMI的正常值在18.5～23.9之间，BMI<18.5是偏瘦，24≤BMI<28是偏胖，28≤BMI≤32是肥胖，BMI>32是过度肥胖。

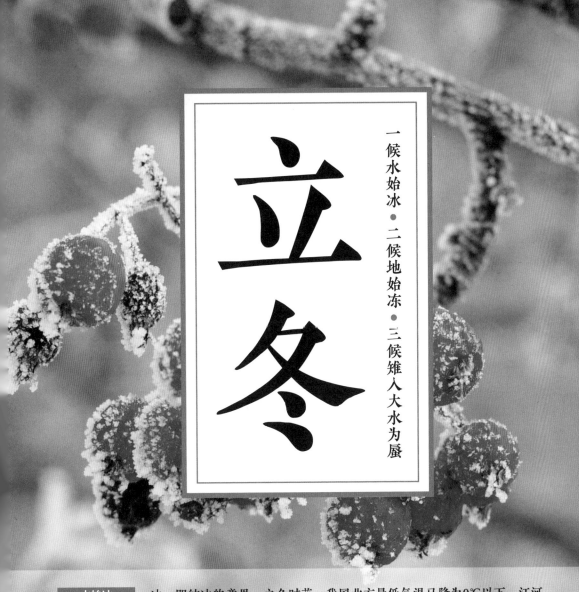

立冬

一候水始冰 • 二候地始冻 • 三候雉入大水为蜃

水始冰	冰，即结冰的意思。立冬时节，我国北方最低气温已降为0℃以下，江河湖泊刚刚凝结成冰，但并未冻得特别坚硬，在水边活动时应注意安全。
地始冻	立冬之后，随着气温降低，土地中残留的余热越来越少，夜晚气温处于0℃以下时，土壤中的水分开始轻微冻结，但冻层很浅。
雉入大水为蜃	雉通常指大鸟，俗称野鸡；蜃指大蛤，一种蚌类。立冬后，大鸟已经不多见了，海边却能够看到外壳花纹与大鸟相似的大蛤，因此古人认为立冬之后大鸟变成了大蛤。

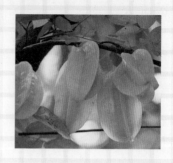

【节气概述】 立冬，是二十四节气之第十九个节气，也是冬季的第一个节气，时间在公历每年11月7日或8日。立冬过后，开始进入冬季，日照时间将继续缩短，正午太阳高度继续降低，北方会因为刮风出现降温，南方也会有阴雨天气。

【节气养生】 立冬是进补的最佳时机，民间有句谚语："三九补一冬，来年无病痛。"中医学认为，立冬时节，草木凋零，人虽然没有冬眠之说，但到了潜伏闭藏的季节，也应随着自然界的变化，阳气开始潜藏于内，养生的重点在于敛阴护阳。立冬节气早睡晚起更有利于阳气潜藏、阴精蓄积。还应该加强锻炼，但要注意强度不要太大，并且要注意运动时保暖，防止感冒。

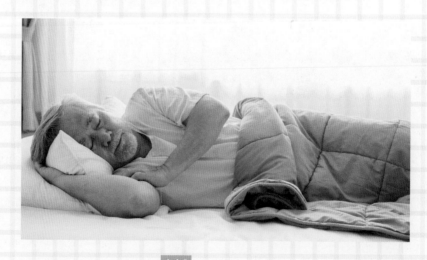

【疾病认知】

高血压病人自己选用降压药或更换降压药行吗

不可以。任何药物都有一定的毒副作用，没有专业医生的指导，看广告买药、用他人的经验选药，都是不可取的。这样做很容易造成血压的失控或引起高血压并发症。因为每个高血压患者的病情都各不相同，其治疗方案也就应该不同。而只有专科医生才能根据患者的病情权衡利弊，为患者选择或调整合适的降压药物和用药剂量。

【中医视角】

药浴疗法降血压

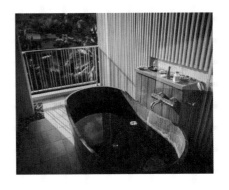

药浴疗法对高血压病非常有效，除足浴外，其中应用较多的有熏洗手臂、中药洗头以及全身药浴等。现推荐若干方法，供患者朋友选用。

1. 木瓜归芪液：木瓜、桑枝、当归、黄芪、赤芍、川芎各50克，红花15克。将上药煎汤后取汁，擦洗瘫痪侧肢体，每次30分钟，每日3次。1个月为1个疗程，连用2个疗程。用于高血压中风所致半身不遂。

2. 生地寄生液：生地、桑寄生各200克。将上药装纱布包内，然后放入热水浴池内，10～20分钟后进入药池内，浸泡20～30分钟，每日1次，每3～4天换药1次。用于气血两亏及肝肾阴虚型高血压。

3. 天麻洗头液：薄荷、防风、白芷、明天麻、藁本、甘菊花各6克，苏叶3克。上药水煎，去渣，洗头。用于高血压病所致头晕头痛。

挤压小腿肚降压

患者坐在椅子上，两足与肩同宽，两小腿与地面垂直，膝关节屈曲90°，双目微闭，口唇轻合，上下牙齿均不接触，自然呼吸。先挤压左腿"小腿肚"，双手指推挤左腿后面小腿肚，左右手的4指挤压左腿侧面肌肉边缘，双掌成抱球状。操作时，身体要放松，动作应协调自然，一挤一压，要稍用力挤压到底，待手指反弹后再继续，节奏要慢，每次每侧以挤压120次为宜。然后，换右腿，方法及挤压次数同上。接着，双手搓热，按摩左右腿部足三里，再用双手拍打小腿肚。

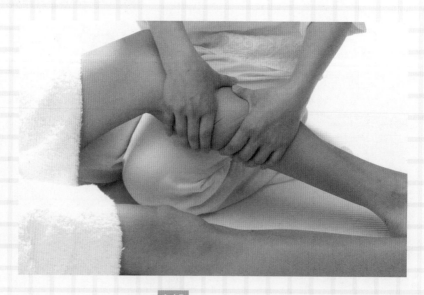

【应时而食】

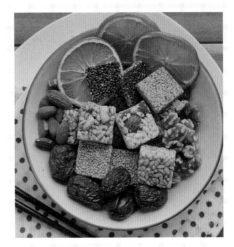

冬季是饮食进补的最好季节，民间有"冬天进补，开春打虎"的谚语。立冬过后应多吃一些温热性的食物，但不宜燥热，最好适当的食用一些滋阴补阳、热量较高的食物，如大枣、核桃、山药、木耳、胡萝卜、羊肉、狗肉等，这些食物不仅可以增加热量，而且有益气养血的功效。根据"秋冬养阴""冬季养肾"的原则，冬季可适量吃些咸味食品，如海带、紫菜和海蜇等。另外，冬季可适当多吃一些辛辣的食物，可以增强食欲，促进体内血液循环，提高抵御寒冷的能力，例如辣椒、胡椒、生姜等。

【药膳厨房】

三七炖鸡蛋

原料：三七3克，丹参10克，鸡蛋2枚。

做法：三七、丹参、鸡蛋加水同煮，鸡蛋熟后去壳再煮至药性尽出即可。每日1剂，吃蛋喝汤。

功效：活血祛瘀，降压降脂。

请记录

收缩压的测量结果

记录周期	收缩压（mmHg）				
1					
2					
3					
4					
5					
6					
7					
8					
9					
10					
11					
12					
13					
14					
15					

注：人体收缩压正常值范围为90～139mmHg

请记录
舒张压的测量结果

记录周期	舒张压（mmHg）					
1						
2						
3						
4						
5						
6						
7						
8						
9						
10						
11						
12						
13						
14						
15						

注：人体舒张压正常值范围为60～89mmHg

请记录

身体各项指标的测量结果

单位/指标	记录周期														
	1	2	3	4	5	6	7	8	9	10	11	12	13	14	15
请填写 **体 重 记 录**															
千克															
请填写 **BMI计算结果**															
数值															
请勾选 **饮 食 记 录**															
过饱															
正常															
不足															
请勾选 **运 动 记 录**															
过量															
正常															
不足															
请勾选 **情 绪 记 录**															
开心															
正常															
忧伤															

注：BMI是体重的指数。BMI=体重（kg）/身高^2（m^2），成年人BMI的正常值在18.5～23.9之间，BMI<18.5是偏瘦，24≤BMI<28是偏胖，28≤BMI≤32是肥胖，BMI>32是过度肥胖。

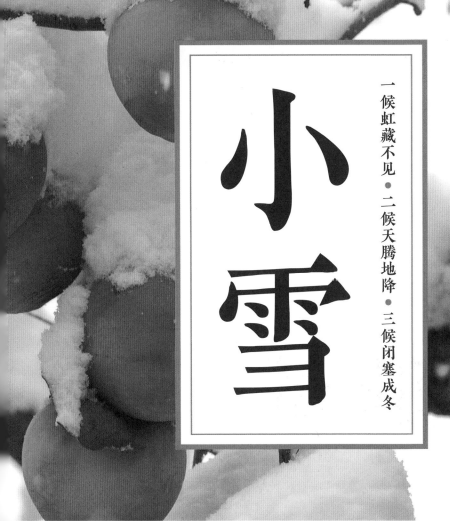

小雪

一候虹藏不见 ● 二候天腾地降 ● 三候闭塞成冬

虹藏不见　冬季降雨显著减少，大部分地区改为降雪，因此空气干燥，空气中水分子减少，不足以折射阳光形成彩虹。对应清明第三候虹始见，降雨增多会出现彩虹，降雨减少则少见彩虹。

天腾地降　天气即阳气，古人认为小雪之后阴气下降、阳气上升，阴阳不能交融，万物失去生机。因此，大自然进入冬季后，红消翠减、万物凋零，一片肃杀之气。

闭塞成冬　小雪之后，水面结冰、路面覆雪、天气寒冷，给人们出行造成不便，因此会有天地闭塞的感觉。但是人们家里有暖气、空调，外出穿着羽绒服，却也享受着冬天的乐趣。

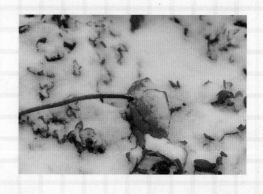

小雪，是二十四节气中的第二十个节气，冬季的第二个节气。时间在每年公历11月22日或23日。进入该节气，中国广大地区西北风开始成为常客，气温下降，逐渐降到0℃以下，但大地尚未过于寒冷，虽开始降雪，但雪量不大，故称小雪。此时阴气下降，阳气上升，而致天地不通，阴阳不交，万物失去生机，天地闭塞而转入严冬。

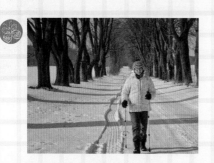

小雪节气养生的重点就是保暖御寒。在生活起居上要注意增添衣物，保持室内空气的湿度。在饮食上注意补肾气，以提高身体的抗寒能力。同时注意调整心态，远离抑郁，保持愉悦的心情，多参加户外锻炼，增强身体的抵抗力，预防冬季多发病。

用药治疗高血压应坚持哪些原则

1. 服药分类型。高血压可分为原发性和继发性两种类型。继发性高血压是在某种疾病的基础上引发的，一旦病因被去除，患者的血压即可恢复正常，不需要终生服药。而原发性高血压的病因至今尚不明了，目前还无法根

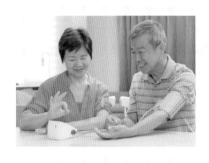

治，患者需要终生服药。

2. 用药需择时。上午7时和下午2时是高血压患者服药的最佳时间，此外，患者还可将服药时间进一步简化，即起床后服药。如果中午不休息，则可在午饭后1小时左右服药。

3. 降压要达标。高血压患者的血压应控制在140/90毫米汞柱以下，若血压未达到这一目标，患者应该采取必要的措施，包括加大药量、联合用药、更换药物等。

4. 血压要稳定。血压不稳定可导致患者的一些器官受损，因此，高血压患者必须保证血压稳定，最好选用能降低血压波动性的降压药。

【中医视角】

香佩疗法降血压

香佩疗法是将芳香性药物装入小布袋或荷包内，佩戴在身上以防治疾病的一种方法。下面介绍2种治疗高血压病的香佩方法。

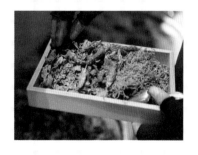

1. 菊夏香袋：取菊花、夏枯草、晚蚕砂、石菖蒲各等份，装入长布袋中，围颈一圈，隔3天换药1次。可起到降压效果。

2. 杭菊香囊：取上好杭白菊20～30克，纳入一棉布袋中。每晚睡前置于枕边或鼻下，时时嗅其气味。治疗高血压、头痛、眩晕。

敷脐降血压方

药物敷脐疗法是以中医经络理论为依据，运用相应的药物敷于肚脐之上，通过药物对肚脐的刺激和药理作用，达到疏通经络、运行气血、调整脏腑功能的效果，从而达到调整血压的目的。

1. 降压散敷脐

药物：吴茱萸、川芎、白芷各30克。

制法：诸药混合研为细末，过筛，装入瓶内，密封备用。

用法：取药末15克以脱脂棉包裹如小球状，填入患者脐孔窝内，以手往下压紧，外以纱布覆盖，胶布固定之。每天换药1次，10天为1个疗程。

2. 降压饼敷脐

药物：吴茱萸、肉桂、磁石各30克，蜂蜜适量。

制法：诸药混合研为细末，密封保存。临用时每次取末5～10克，调蜂蜜使之软硬适度，制成药饼3个备用。

用法：取药饼3个分别贴于患者脐中（神阙穴）、涌泉穴上，用胶布固定，再以艾条悬灸20分钟，每天1次，10次为1个疗程。

【应时而食】

小雪饮食应遵循"寒者温之、虚者补之"的原则，饮食应以补气填精、温补肾阳为主，宜多食用温性或热性食物，如羊肉、牛肉、鸡肉、腰果、山药、栗子等以提高机体的耐寒能力，宜多喝汤、粥，多饮水，适当食用酸性食物以软化血管、预防心脑血管病发生。也可根据自身情况，适当食用一些"凉"性食物，如萝卜、莲子等，有助于降火。

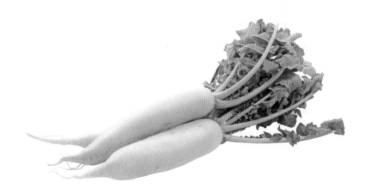

【药膳厨房】

莲子粥

原料：莲子15克，糯米30克，红糖10克。

做法：先将莲子磨为细末，与糯米、红糖同入砂锅内煎煮，煮沸后即改用文火，煮至熟即可。

功效：养心安神，益肾固精，健脾降压。

请记录
收缩压的测量结果

记录周期	收缩压（mmHg）				
1					
2					
3					
4					
5					
6					
7					
8					
9					
10					
11					
12					
13					
14					
15					

注：人体收缩压正常值范围为90~139mmHg

舒张压的测量结果

记录周期	舒张压（mmHg）				
1					
2					
3					
4					
5					
6					
7					
8					
9					
10					
11					
12					
13					
14					
15					

注：人体舒张压正常值范围为60～89mmHg

请记录
身体各项指标的测量结果

单位/指标	记录周期														
	1	2	3	4	5	6	7	8	9	10	11	12	13	14	15
请填写 **体 重 记 录**															
千克															
请填写 **BMI计算结果**															
数值															
请勾选 **饮 食 记 录**															
过饱															
正常															
不足															
请勾选 **运 动 记 录**															
过量															
正常															
不足															
请勾选 **情 绪 记 录**															
开心															
正常															
忧伤															

注：BMI是体重的指数。BMI=体重（kg）/身高^2（m^2），成年人BMI的正常值在18.5～23.9之间，BMI<18.5是偏瘦，24≤BMI<28是偏胖，28≤BMI≤32是肥胖，BMI>32是过度肥胖。

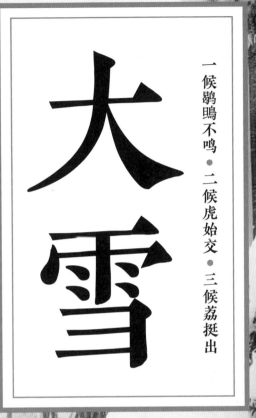

大雪

一候鹖鴠不鸣 · 二候虎始交 · 三候荔挺出

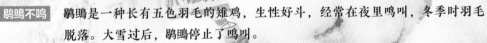

鹖鴠不鸣 鹖鴠是一种长有五色羽毛的雉鸡，生性好斗，经常在夜里鸣叫，冬季时羽毛脱落。大雪过后，鹖鴠停止了鸣叫。

虎始交 老虎，大型猫科动物，毛色浅黄或棕黄色，有黑色横纹，四肢健壮有力，尾粗长，具黑色环纹，发情交配期一般在11月至翌年2月。古人认为，大雪之后阴气由盛转衰，阳气开始萌动，老虎感受到阳气开始交配。

荔挺出 荔挺，一种兰草，形状像蒲草但是要小一些，花没有香味，根部捆扎成一束可做刷子。大雪之后，荔挺开始萌发，长出新芽。

【节气概述】

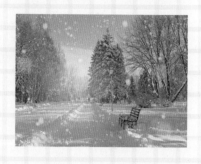

大雪，是二十四节气中的第二十一个节气，冬季的第三个节气。大雪时间是每年公历的12月7日或8日。大雪的意思是天气更冷，雪量更大，范围也更广。此时，我国大部分地区的最低温度都降到了0℃或以下，黄河流域一带渐有积雪，而在更北的地方，则被更厚的积雪覆盖了。可见，大雪节气是表示这一时期降大雪的起始时间和雪量程度，它和小雪、雨水、谷雨等节气一样，都是直接反映降水的节气。

【节气养生】

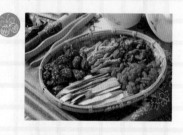

大雪节气，天气变得更为寒冷，大风、大雪会经常出现，感冒、气管炎、支气管炎等呼吸道疾病的人会成倍增加，所以要注意避免风邪和寒邪的侵袭。大雪时节也是养生的关键时刻，具体来说就是要通过养精神、调饮食、慎房事、适温寒等综合调养以达到强身健体益寿的目的。

大雪节气起居宜安逸静养，还应适当服用补益药物，但不可太过。冬季室外空气质量较差，容易引起气管炎、喉炎、结膜炎和一些过敏性疾病，因此年老之人遇雾霾天气，应改为室内活动。出门戴好口罩、手套等，防止病菌从口鼻、皮肤入侵，回家及时洗手、洗脸。

【疾病认知】

服降压药会产生耐药性吗

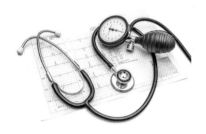

耐药性一般是指患者在用药的过程中或者再次服用同类药物时，患者的机体或致病菌对药物的敏感性有所下降或已经丧失，导致未能取得满意疗效的一种现象。此种现象多发生在长期使用抗生素的患者中,而降压药是不会产生耐药性的，所以不必急于更换降压药。

高血压病虽然可以导致患者的脏器发生病变，使原来使用的降压药难以控制病情。但是，这种现象有别于我们常说的耐药性，出现这种情况的患者只要在服用原来药物的基础上，做些适当的调整即可使病情得到良好的控制。

高血压患者虽然没必要经常更换降压药，但仍应密切关注降压药引起的副作用，如干咳、水肿、电解质紊乱、心率缓慢等。

【中医视角】

降血压常用中药单方

1. 夏枯草茶：每次15～30克，泡服或煎服。夏枯草有良好的清泻肝火作用，故用于高血压属肝热、阳亢者。

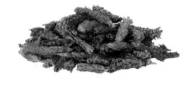

2. 决明子饮：每次15克，水煎。决明子清肝明目、润肠通便，有降血压、血脂功效，用于防治血管硬化和高血压病，尤适用于兼有便秘的患者。

3. 石决明汤：每次35～45克，水煎。石决明有平肝潜阳、清肝明目功效，适用于高血压见头痛、头晕者。

4. 杜仲饮：每次15克，水煎，或与石决明、夏枯草、白芍等配伍。杜仲有补肝肾、强筋骨功效，并能降压，适用于高血压体虚患者。

5. 侧柏叶茶：每次6克，开水泡饮。侧柏叶有凉血止血、祛风湿功效，适用于高血压病。

百会穴艾条雀啄灸法降血压

百会穴位于后发际直上7寸，当头部中线与两耳尖连线的交点处。百会位于督脉与足厥阴肝经交会处，具有升清降浊、息风

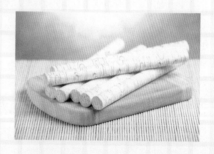

益髓等功效，故灸百会可治疗高血压病，尤其适用于虚性二、三期高血压病患者。应用艾条雀啄灸法治疗高血压病，是将点燃的艾条从远处向百会穴接近，当患者感觉穴位局部皮肤发烫为1壮；然后，将艾条提起，稍等片刻后，将艾条再向穴位靠拢至局部皮肤发烫。如此反复做10遍（即10壮）为1次，每日1次，连用5天为1个疗程。

【应时而食】

大雪后天气寒冷，阴盛阳衰，要注意保护阳气。冬季养生的重点在于养肾，肾脏"恶寒"，此时节祛寒至关重要。多食高热量、高蛋白、高脂肪的食物，可选择羊肉、

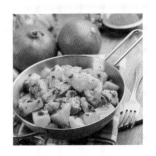

牛肉、鸡肉、虾仁等，这些食物中富含蛋白质及脂肪，产热量多，对于素体虚寒、阳气不足者尤其有益，可以增强机体的抗寒能力。为使"阴平阳秘"，还应防治上火，冬季宜配食鸭、鹅、藕、黑木耳等护阴之品，尤其是一些体弱多病、精气亏损的中老年人，以求阴阳平衡。烧菜时可以适当多放一些花椒、茴香及肉桂等温热佐料，以促进血液循环，达到养肾祛寒、保护阳气的目的。

【药膳厨房】

山楂枸杞煮牛肉

原料：山楂15克，枸杞子12克，牛肉200克，胡萝卜100克，姜5克，葱10克，植物油50毫升，盐适量。

做法：山楂洗净，去核切片；枸杞子洗净，去杂质；牛肉洗净，切成4厘米见方的块；胡萝卜洗净，切成3厘米见方的块；姜切片，葱切段。炒锅上火，加植物油烧热，入姜片、葱段爆香，下入牛肉块、胡萝卜块、山楂片、枸杞子、盐，再加清水400毫升，改用文火煮1小时即成。每日1次，佐餐食用。

功效：散瘀血，降血压，益肝肾。

请记录
收缩压的测量结果

记录周期	收缩压（mmHg）				
1					
2					
3					
4					
5					
6					
7					
8					
9					
10					
11					
12					
13					
14					
15					

注：人体收缩压正常值范围为90～139mmHg

舒张压的测量结果

记录周期	舒张压（mmHg）				
1					
2					
3					
4					
5					
6					
7					
8					
9					
10					
11					
12					
13					
14					
15					

注：人体舒张压正常值范围为60～89mmHg

请记录
身体各项指标的测量结果

单位/指标	记录周期														
	1	2	3	4	5	6	7	8	9	10	11	12	13	14	15
请填写　**体 重 记 录**															
千克															
请填写　**BMI 计 算 结 果**															
数值															
请勾选　**饮 食 记 录**															
过饱															
正常															
不足															
请勾选　**运 动 记 录**															
过量															
正常															
不足															
请勾选　**情 绪 记 录**															
开心															
正常															
忧伤															

注：BMI是体重的指数。BMI=体重（kg）/身高^2（m^2），成年人BMI的正常值在18.5～23.9之间，BMI<18.5是偏瘦，24≤BMI<28是偏胖，28≤BMI≤32是肥胖，BMI>32是过度肥胖。

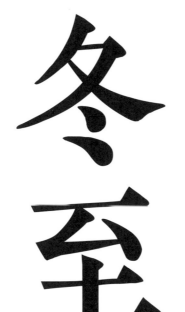

冬至

一候蚯蚓结 • 二候麋角解 • 三候水泉动

蚯蚓结 蚯蚓俗称地龙，在夏至时钻出土壤。古人认为蚯蚓是阴曲阳伸的动物，冬至时阳气虽已增长，但阴气仍然十分强盛，土壤中的蚯蚓仍然蜷缩着身体。冬至虽然气温有所回暖，但总体还是寒冬，因此蚯蚓会继续在土壤中休眠。

麋角解 麋即麋鹿，又名"四不像"，因其头像马、角像鹿、蹄像牛、尾巴像驴，因此得名四不像。古人认为麋鹿的角朝后生，属性为阴，因冬至阳气微升，麋鹿感受阴气减退而解角。

水泉动 古人认为冬至以后阳气萌发，因此井水开始上涌。冬至后日照时间延长，山中泉水开始流动。

冬至是二十四节气中的第二十二个节气，也是冬季的第四个节气，时间在每年公历12月21日或22日。冬至是中国农历中

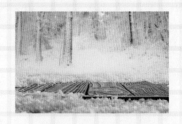

一个非常重要的节气，也是中华民族一个传统节日。这一天是一年之中白天最短的一天。冬至过后，我国各地气候都进入一个最寒冷的阶段，也就是人们常说的"进九"，民间有"冷在三九"的说法。古人对冬至的说法是：阴极之至，阳气始生，日南至，日短之至，日影长之至，故曰"冬至"。

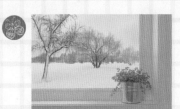

冬至是养生的大好时机，主要是因为"气始于冬至"。冬至后，天气寒冷，体内阳气刚刚生发，比较弱小，养生要调整体内平衡、顺应自然。从总体上来说，养生的首要任务是做好防寒保暖。在饮食上多吃一些以温热为主的食物，少吃冷饮、海鲜等寒性食物。适当运动，多多休息，心情平稳，养护自身体内刚刚生发的弱小阳气。

常用的降压药物有哪些

目前，临床上用于治疗高血压的药物已有上百种，归纳起来最常用的药物有以下五大类：利尿剂、β受体阻滞剂、钙离子拮抗剂、血管紧张素转换酶抑制剂和血管扩张剂。

1. 利尿降压药。利尿剂能减少血液循环血容量，减少心脏的充盈压力，通过肾脏排钠排水，减少血容量并降低外周阻力，达到降压效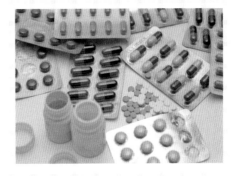果。常用的药物有双氢克尿噻、呋塞米、安体舒通、阿米洛利等。

2. β受体阻滞剂。能够提高血管平滑肌对血管介质的敏感性，抑制肾素的分泌，达到降压的目的。常用药物有心得安、阿替洛尔、美托洛尔、噻吗心安等。

3. 钙离子拮抗剂。能够抑制钙离子通过心肌与血管平滑肌细胞膜，使平滑肌松弛，周围阻力降低，具有降压、抗心绞痛作用。常用药物有硝苯地平、尼莫地平、氨氯地平等。

4. 血管紧张素转换酶抑制剂。通过抑制血管紧张素酶的作用，减少血管紧张素Ⅱ的产生，从而降低体循环阻力，达到降压目的。常用药物有卡托普利、依那普利、洛汀新等。

5. 血管扩张剂。具有对抗周围血管阻力而达到降压的作用。常用的药物有肼苯哒嗪等。

此外，还有作用于交感神经的降压药，如利血平、降压灵、可乐定等；α受体阻滞剂，如哌唑嗪、酚妥拉明等。

降血压常用中药验方

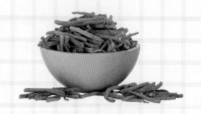

1. 杜仲玄参汤：玄参15克，杜仲24克，水煎服，每日1剂，治高血压肾阴不足或阴阳两虚者。

2. 山楂决明汤：山楂30克，决明子60克，水煎服，每日1剂，治高血压和高脂血症，有降压、降脂作用。

3. 黄芩枯菊汤：夏枯草、黄芩、菊花各15克，水煎服，每日1剂，治高血压头痛眩晕、口苦咽干。

4. 清降汤：桑白皮、地骨皮各30克，水煎服，每日1剂，治原发高血压，属肝火或痰火上扰者。

5. 党参牛膝汤：党参、怀牛膝各15克，水煎服，每日1剂，治高血压。

温针灸石门穴降血压

1. 定位：石门穴位于腹部前正中线上，脐下2寸处。

2. 治疗方法：取1.5寸不锈钢毫针，中等强度缓慢捻转进针，留针30分钟，留针时，在针柄上加上一段艾炷点燃，至燃尽，每日1次，连用5次为1个疗程。

中医学认为，石门穴具有补肾培元、通利膀胱、清热利湿、调经止带等功效，对肾虚及湿热型高血压病有治疗作用；石门穴属任脉，近于丹田，刺激石门穴具有意守丹田的效果，可增强大脑皮质的内抑制过程。它可调整腹部器官的运动功能，使之由狭窄变成舒张；调节以肾为主的所有脏腑的阴阳失衡，并疏通以任脉为主的所有经络气血的循行。

【应时而食】 　冬至这一天阴气达到最盛，阳气开始生发，此时人体最容易吸收营养物质，固

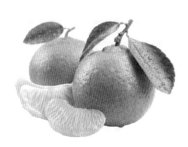

北冬至前后是进补的最佳时机。应首选热量高的食物和富含蛋白质的食物，如鸡、羊肉、牛肉、鲫鱼等，但过多地进食温补类食品，容易上火。少食用咸味食品，以防肾水过旺。还应多吃些苦味食物，以补益心脏、增强肾脏功能，常用食物如：槟榔、橘子、猪肝、羊肝、大头菜、莴苣、醋、茶等。

【药膳厨房】

羊肉白萝卜

原料：羊肉200克，白萝卜500克，姜、料酒、盐各适量。

做法：将羊肉、白萝卜洗净切块备用，在锅内加入适量清水，将羊肉块下锅开锅5～6分钟后捞出，把锅内的水倒掉。重新加入清水，放入羊肉、姜、料酒、盐，炖至六成熟，将白萝卜块入锅炖熟即成。

功效：温中益气、滋补气血。

收缩压的测量结果

记录周期	收缩压（mmHg）					
1						
2						
3						
4						
5						
6						
7						
8						
9						
10						
11						
12						
13						
14						
15						

注：人体收缩压正常值范围为90～139mmHg

请记录

舒张压的测量结果

记录周期	舒张压（mmHg）				
1					
2					
3					
4					
5					
6					
7					
8					
9					
10					
11					
12					
13					
14					
15					

注：人体舒张压正常值范围为60～89mmHg

身体各项指标的测量结果

单位/指标	记录周期														
	1	2	3	4	5	6	7	8	9	10	11	12	13	14	15
请填写 **体 重 记 录**															
千克															
请填写 **BMI计算结果**															
数值															
请勾选 **饮 食 记 录**															
过饱															
正常															
不足															
请勾选 **运 动 记 录**															
过量															
正常															
不足															
请勾选 **情 绪 记 录**															
开心															
正常															
忧伤															

注：BMI是体重的指数。BMI=体重（kg）/身高^2（m^2），成年人BMI的正常值在18.5～23.9之间，BMI<18.5是偏瘦，24≤BMI<28是偏胖，28≤BMI≤32是肥胖，BMI>32是过度肥胖。

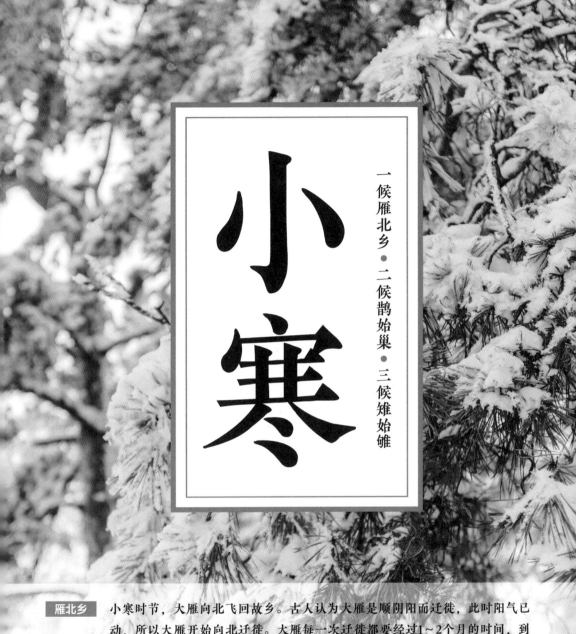

小寒

一候雁北乡 • 二候鹊始巢 • 三候雉始雊

雁北乡 小寒时节，大雁向北飞回故乡。古人认为大雁是顺阴阳而迁徙，此时阳气已动，所以大雁开始向北迁徙。大雁每一次迁徙都要经过1~2个月的时间，到达北方时正值春天。

鹊始巢 鹊指喜鹊，一种益鸟，雌雄羽色相似，头、颈、背至尾部均为黑色，双翅黑色，翅上有大形白斑。此时北方到处可见喜鹊在高大的乔木上筑巢。

雉始雊 雉，指野鸡；雊，为鸣叫的意思。野鸡在小寒结束时，感受到天气的变化，出现在野外并开始鸣叫。

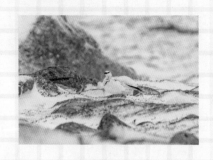

【节气概述】小寒是二十四节气中的第二十三个节气，也是冬季的第五个节气，时间是在每年公历1月5日或6日。民间有谚语说："小寒大寒，冷成冰团。"对于我国而言，这时正值"三九"前后，小寒标志着开始进入一年中最寒冷的日子。

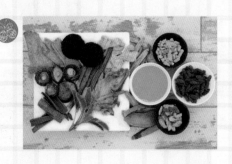

【节气养生】我国自古就有"三九补一冬，来年无病痛"的说法。人们经过将近一年的消耗之后，脏腑的阴阳气血都会有所偏衰，合理进补可以及时补充气血津液，抵御寒气侵袭，来年少生疾病。冬日万物敛藏，养生就该顺应自然界收藏之势，收藏阴精，使精气内聚，以润五脏。

【疾病认知】

降压过度对高血压病人的危害

高血压病人必须坚持长期降压治疗，但决不可降压过度。这是因为人体的动脉血压是血液流向各组织器官的动力，对保障各组织器官所需要的血流量具有重要调节作用。高血压病人由于血管弹性下降，脆性增强，或血管内壁逐渐有类脂质和胆固醇沉积，久而久之，形成血管内壁粥样硬化和斑块。在这种情况下，若服用降压药剂

量过大，使血压骤然大幅度下降，势必会使心、脑、肾等重要器官血流量减少，缺血缺氧，发生机能障

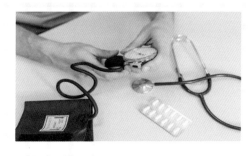

碍，甚至发生心肌梗死和脑梗死等严重并发症。

因此，高血压患者在积极治疗过程中，降压必须平稳，不宜过快。在使用降压药时，应随时注意血压变化，并密切关注病人的心功能，定期进行心电图检查，以防止由于心肌梗死而引起心源性休克。

 常用的降血压中成药

临床上用于治疗高血压病的中成药很多，不外乎以下两类：

一类是传统的成方，如知柏地黄丸、当归龙荟丸、龙胆泻肝丸、天麻钩

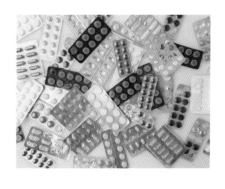

藤颗粒、安宫降压丸等。这些成方以其组方精辟、疗效独特而流传久远，即使当今临床中医医生在开汤药处方时，也要经常参照这些著名成方的立法、配伍和组方思路。

另一类是近年来各地研制并生产的降血压有效复方，如镇脑宁胶囊、舒心降压片、复方罗布麻片、清脑降

压片等。这些产品（新药）有的是在前人的有效经验方的基础上变化而来的，有的则是今人基于实验和临床研究的成果而研制的，在临床应用中都取得一定的疗效。

【中医调治】

刮痧降血压

刮痧就是利用刮痧板，刮拭经络穴位，通过良性刺激，使经络穴位处充血，改善局部微循环，起到祛除邪气、疏通经络、舒筋理气、

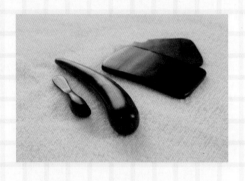

活血化瘀的作用。刮痧疗法对高血压病有一定治疗作用，常用刮痧部位如下：

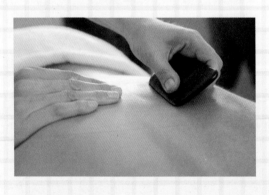

1. 头部刮痧部位：头部刮痧主要采用全头刮或刮印堂、百会、天柱、风池穴。

2. 背部刮痧部位：背部刮痧穴位主要以刮心俞、肝俞、肾俞穴为主穴，取穴时一般采用正坐或俯卧姿势。

3. 四肢刮痧部位：上肢主要是曲池及上肢背部，下肢主要刮足三里、三阴交、太冲穴。

【应时而食】

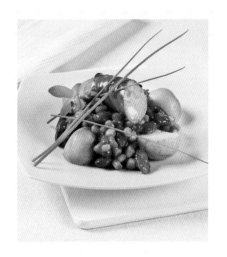

小寒时节，已进入数九寒天，进补必不可少。从饮食养生的角度讲，要特别注意在日常饮食中多食用一些温热食物以补益身体，防御寒冷气候对人体的侵袭，切不要贪恋腻厚、辛辣的食品。冬季进补若吃了很多油腻和热量高的食物会加重肠胃负担，这时吃一些山楂，可助消化，故而山楂适合冬季食用。蔬菜中的胡萝卜、西红柿、红苋菜、红豆、红薯等食物也是进补佳品。冬季因为室内温暖，而且天气干燥，很容易上火，而梨能够调肺凉心，消痰降火，解疮毒，所以梨就成为最佳的水果，但脾胃虚弱者不宜多食。

【药膳厨房】

杜仲羊肉汤

原料：羊肉250克，杜仲15克，枸杞子15克，姜片、调料各适量。

做法：羊肉切成小块，加上杜仲、枸杞子、姜片，一起放入砂锅中，加水炖，先大火后小火，至羊肉熟烂，根据自己的口味加上调料即可。

功效：补血益气，补肾固本，降压。

收缩压的测量结果

记录周期	收缩压（mmHg）				
1					
2					
3					
4					
5					
6					
7					
8					
9					
10					
11					
12					
13					
14					
15					

注：人体收缩压正常值范围为90～139mmHg

舒张压的测量结果

记录周期	舒张压（mmHg）				
1					
2					
3					
4					
5					
6					
7					
8					
9					
10					
11					
12					
13					
14					
15					

注：人体舒张压正常值范围为60～89mmHg

请记录
身体各项指标的测量结果

单位/指标	记录周期														
	1	2	3	4	5	6	7	8	9	10	11	12	13	14	15
请填写 **体 重 记 录**															
千克															
请填写 **BMI 计算结果**															
数值															
请勾选 **饮 食 记 录**															
过饱															
正常															
不足															
请勾选 **运 动 记 录**															
过量															
正常															
不足															
请勾选 **情 绪 记 录**															
开心															
正常															
忧伤															

注：BMI是体重的指数。BMI=体重（kg）/身高^2（m^2），成年人BMI的正常值在18.5～23.9之间，BMI<18.5是偏瘦，24≤BMI<28是偏胖，28≤BMI≤32是肥胖，BMI>32是过度肥胖。

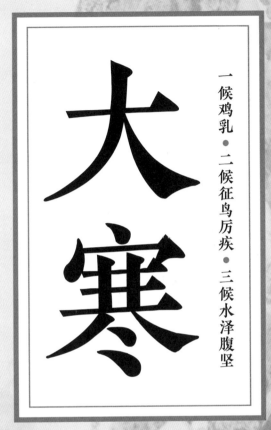

大寒

一候鸡乳 • 二候征鸟厉疾 • 三候水泽腹坚

鸡乳 鸡是家禽的一种，家鸡由野生的原鸡驯化而来，已有4000多年的历史，鸡的种类有火鸡、乌鸡、野鸡等。大寒时节，母鸡开始孵化小鸡。

征鸟厉疾 征鸟指鹰隼等猛禽。厉疾，迅速而猛烈。大寒之后，鹰隼正处于捕食能力极强的状态，在空中盘旋寻找猎物，抓紧补充能量，抵御严寒的冬季。

水泽腹坚 水泽，指江河湖泊等水域。腹，即中部、中央。坚，即坚硬、坚固。大寒之后，天气依旧寒冷，太阳照射的能量不足以融化坚冰，水域中央已经结冰，而且很坚固。

大寒，是全年二十四节气中的最后一个节气。时间在每年公历1月20日或21日。此时北方天气仍然很寒冷，但比小寒时要稍暖和一些。但北方地区仍然是风大，低温，地面积雪不化，呈现出冰天雪地、天寒地冻的严寒景象。

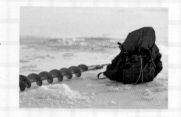

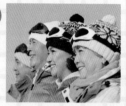 　大寒的养生，要着眼于"藏"，当以收敛、封藏为主，因此应养精护阳，藏而不泻，避免房事过多，以培固先天之本。应多晒太阳，保暖驱寒，运动时宜适度，不可过度疲劳，还应当减少出汗。

　没有症状，血压就一定正常吗

　我们时常会碰到这样一些患者，尤其是一些中年人，当医生检查发现他们有高血压时，他们会怀疑血压测量的准确性，他们感觉很好，医生通过反复询问，仍然不能发现其有头晕、眼花、耳鸣等高血压的相关症状的病史。还有一些高血压病患者，有症状时就服降压药，没有症状时就不服药，因为他们认为"没有症状血压肯定正常"。其实上述观点都是错误的，有相当一部分高血压病患者早期并无症状，是在体检时无意中发现的，没有症状不代表血压正常。

　血压高低与主观感觉的相关性在每个人身上各不相

同。有部分高血压病患者早期就出现不适，而且这种不适的感觉的确与血压的高低有明确的关系，这些患者就诊、吃药比较容易掌握；而有些高血压病患者始终没有不适的感觉，常常是因为其他病到医院就诊或体格检查时才偶然发现血压升高，在进一步检查后明确诊断为高血压，对于这些高血压病患者，单凭自我感觉的好坏来决定是否看病吃药显然是不行的，往往会因为疏忽而出现高血压并发症。

虽然没有症状的高血压对患者的生活质量影响较小，但由于没有症状会使患者放松警惕，延误就诊及治疗时机，一旦出现不适时往往已有严重的心、脑、肾损害，甚至出现危及生命的并发症。因此，一定要定期检查身体，尤其是40岁以后的中老年人，以便及时发现无症状的高血压。

【中医视角】

 经典降血压方剂

1. 半夏白术天麻汤

①来源：《医学心悟》。

②组成：半夏9克，天麻、茯苓、陈皮各6克，白术15克，甘草3克，生姜1片，大枣2枚。

③用法：每日1剂，水煎服。

④功效：健脾祛湿，化痰息风。

⑤主治：风痰上扰所致的眩晕、头痛，头部昏蒙，胸闷呕恶，痰多，舌苔白腻，脉弦滑。

2. 天麻钩藤饮

①来源：《杂病证治新义》。

②组成：天麻、栀子、黄芩、杜仲、益母草、桑寄生、夜交藤、朱茯神各9克，川牛膝、钩藤（后下）各12克，石决明（打碎先煎）18克。

③用法：每日1剂，水煎服。

④功效：平肝息风，清热安神。

⑤主治：肝阳上亢、肝风内动所致的头痛，眩晕，耳鸣眼花，心烦失眠，肢体震颤，甚或半身不遂，舌质红，脉弦数等。

3. 左归饮

①来源：《景岳全书》。

②组成：熟地黄9克，山药、枸杞子各6克，炙甘草3克，茯苓4克，山茱萸5克。

③用法：每日1剂，水煎服

④功效：养阴补肾。

⑤主治：肾阴不足所致腰膝酸软，头晕耳鸣，盗汗，口燥咽干，口渴欲饮，舌尖红，脉细数。

4. 右归饮

①来源：《景岳全书》。

②组成：熟地黄6～30克，山药、枸杞子、甘草、杜仲、肉桂各6克，制附子9克，山茱萸3克。

③用法：每日1剂，水煎服。

④功效：温肾填精。

⑤主治：肾阳不足所致气怯神疲，头晕头沉，腹痛腰酸，肢冷，舌淡苔白，脉沉细。

【中医调治】

拔罐降压常用处方

取穴：足三里、大椎、曲池、肝俞、肾俞。患者取适当的体位，充分暴露需拔罐处皮肤，局部常规消毒后，用抽气法将大小合适的罐具吸拔于足三里、大椎、曲池、肝俞、肾俞穴上。通常每次留罐10～15分钟，每周拔罐2～3次，7～10次为1个疗程。

【应时而食】

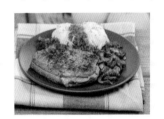

大寒时节的饮食原则为保阴潜阳，宜辛温，藏热量，应多摄入含糖类和脂肪的食物，如牛肉、羊肉、鸡肉等。在调味品上，可选用一些辛辣食物如姜、葱、蒜等，但是不可过量。植物的根茎是蕴藏能量的仓库，应多吃根茎类的蔬菜，如芋头、红薯、山药、土豆等，它们所具有的丰富的淀粉及多种维生素、矿物质，可快速提升人体的抗寒能力。

【药膳厨房】

韭菜粥

原料：韭菜30克，粳米100克，盐少许。

做法：韭菜洗净，切段；粳米淘洗干净，入锅，加适量清水；煮沸后，加入韭菜段和盐，同煮成稀粥。早、晚温热服用。

功效：健脾暖胃，温补肾阳，活血行气。

收缩压的测量结果

记录周期	收缩压（mmHg）					
1						
2						
3						
4						
5						
6						
7						
8						
9						
10						
11						
12						
13						
14						
15						

注：人体收缩压正常值范围为90～139mmHg

舒张压的测量结果

记录周期	舒张压（mmHg）				
1					
2					
3					
4					
5					
6					
7					
8					
9					
10					
11					
12					
13					
14					
15					

注：人体舒张压正常值范围为60~89mmHg

身体各项指标的测量结果

单位/指标	记录周期														
	1	2	3	4	5	6	7	8	9	10	11	12	13	14	15
请填写 体 重 记 录															
千克															
请填写 BMI 计 算 结 果															
数值															
请勾选 饮 食 记 录															
过饱															
正常															
不足															
请勾选 运 动 记 录															
过量															
正常															
不足															
请勾选 情 绪 记 录															
开心															
正常															
忧伤															

注：BMI是体重的指数。BMI=体重（kg）/身高^2（m^2），成年人BMI的正常值在18.5～23.9之间，BMI<18.5是偏瘦，24≤BMI<28是偏胖，28≤BMI≤32是肥胖，BMI>32是过度肥胖。